KB271903

헬로
닥터
씨오!

헬로 닥터 씨오!

초판 2쇄 펴낸 날 2007년 9월 28일
**지은이** 서윤석 **펴낸이** 박설림 **펴낸곳** 도서출판 재인 **디자인** 오필민
**등록** 2003. 7. 2 제300-2003-119 **주소** 서울시 강남구 도곡동 467-6 대림아크로텔 1812호
**전화** 02-571-6858 **팩스** 02-571-6857

ISBN  978-89-90982-23-0  03810  Copyright ⓒ 재인, 2007  Printed in Korea.

# 헬로 닥터 씨오!

한국인 의사 서윤석의
미국 의사 노릇 35년

서윤석 지음

재인

# 함께해 온 반세기, 그 깊고도 깊은 인연

한세상 앞만 보고 열심히 살던 사람이 한번쯤 멈추어 서서 살아온 길을 뒤돌아보며 되새기고, 또 앞으로 갈 길을 다시 한 번 짚어 보는 인생의 여유가 얼마나 부러운 일인가. 서윤석 박사가 가질 수 있는 이러한 여유를 부러워하며 한편 진심으로 축하드린다.

서 박사와 나는 끈질긴 인연으로 긴 세월을 함께 보냈다. 1955년, 당시 광화문에 있던 경기중학교 천막 가교사에서 처음 만난 이후 12년간의 학창 시절을 같은 학교에서 보냈고, 군의관 시절을 거쳐 미국에서의 30년 의사 생활까지 같은 곳에서 함께하며 살아왔다. 우리가 당했던 좌절들, 우리가 맞이했던 환희, 그 모든 순간에 함께 울고 함께 웃었으니 이토록 깊은 인연은 흔하지 않은 듯하다. 이 사람과 나는 전생에 무슨 인연이었으며, 내세에는 또 어떤 인연으로 다시 얽힐 것인가.

내가 보아 온 서 박사는 열심히 살아가는 보통 사람이다. 어느 순간에 불쑥 튀어나오는 영웅적 기질은 없지만 주어진 조건에서 누구보다 열심히 살며, 또 사회 구성원으로서 누구보다 성실하고 착하게 생활하는 보통 사람이다. 중학교, 고등학교 시절엔 무척 성실한 학생이었고, 대학 시절엔 훌륭한 의사가 되기 위해 공부에 몰두하던 열정적인 의학도였으며, 군의관 시절엔 군진 의학 발전을 위하여 여느 군의관들과는 달리 군의 학교 교관을 자원하였고, 보건소 근무 시절엔 산골 무의촌에서 자원 봉사를 하며 보이지 않는 곳에서 묵묵히 자기 할 일만을 하는 그를 보아 왔다.

미국에서의 전공의 시절이었다. 오랜만에 답답한 심정을 털어놓고 이야기나 하려고 틈을 내어 이틀을 운전해 그를 찾아간 적이 있다. 그러나 그는 마침 담당 환자가 수술을 한 직후라 곁을 떠날 수 없다고 하여 얼굴도 보지 못하고 아쉽게 돌아왔다. 그는 외과, 이비인후과 전공의로서의 힘든 시절을 거쳐 개업의가 되어서도 항상 환자가 우선이었다. 그의 이런 자세는 나에게 많은 감명을 주곤 했다. 서 박사 같은 보통 사람들이야말로 이 사회를 발전시키는 진정한 영웅이 아니겠는가.

사회인으로서 서 박사는 한마디로 깨끗한 신사이다. 예의 바르고, 생활이 투명하며, 약속은 꼭 지키는 사람이다. 재미(在美) 한인 사회에서 헌신적인 봉사 활동을 해 왔고, 동창회와 친구들 모임에서도 구성원으로서의 역할을 충실히 해 왔다. 특히 평생 개업의 생활을 한 미국 오하이오 주 라이마 시 의사 사회에서는 '미스터 젠틀맨'으로 통한다.

서 박사는 성공한 가정인이다. 바쁜 의사 생활 중에도 가정에 충실하여 부인과 함께 어여쁜 따님 세 명을 성공한 사회인으로 키웠다. 지금은 이들 세 명 모두 명문 의과 대학을 졸업하고 의사로서 사회에 봉사하고 있다. 누가 보아도 화목하고 아름다운 가정이다. 물론 부인을 잘 맞이한 복도 있겠지만, 나는 서 박사의 가정에 대한 열정과 헌신적인 노력에도 공을 돌리고 싶다.

이제 서 박사는 40년 의사 생활을 은퇴하며 앞으로 갈 길을 둘러보고 있다. 어느 길을 어찌 가든지, 지나온 길이 보람 있고 성공적이었듯 앞으로의 인생길도 뜻있는 길이 될 것이라고 믿는다.

그가 가려는 길도 나와의 동반길이 되기를…….

2007년 3월 가천의과학대학교 재활의학과 교수 임윤명

# 사람 냄새가 나는 사람의 글

외우(畏友) 서윤석 박사와 알고 지낸 것이 지난 1962년 대학 입학 당시부터니 어느덧 반세기 가까운 시간이 흘렀다. 비록 멀리 떨어져 생활하고는 있지만 오랜 기간 남보다 가깝게 허물없이 지내고 있다고 생각했는데, 그런 나도 모르게 한 권의 책을, 그것도 자기 전공 분야가 아닌 글로 엮어 낸 것에 약간의 경이로움을 느낀다. 글쓰기를 주업으로 하는 사람들도 좋은 글 한 장을 쓰기 위해 정신적, 육체적으로 피나는 노력을 한다고 들었다. 그런데 내가 아는 서 박사는 평소에 글을 즐겨 쓰는 것 같지도 않았을뿐더러, 비록 일상에서 경험하고 느꼈던 일과 생각들을 틈틈이 써 모아 만든 작은 수상집이라고는 하지만 바쁘고 스트레스 많기로 유명한 미국 의사로 생활하면서 글을 썼다는 사실이 그저 놀라울 뿐이다.

흔히 글 쓰는 재주는 어느 정도 타고난다고 하지간 좋은 글 쓰기의 기본은 타고난 솜씨보다는 글 쓰는 사람의 마음가짐이 더 중요하다고 한다. 글에는 쓰는 사람의 성격, 인품 등이 고스란히 드러나기 때문이다. 서 박사는 학창 시절 내내 입주 가정교사 노릇을 하면서 결코 짧지 않고 쉽지 않은 의과 대학의 학업을 제대로 이수한 성실

함을 갖고 있는가 하면, 때로는 어리숙할 정도로 인정 많고, 자유분방하면서도 원리 원칙을 거스르지 않고 자기 관리를 잘하는, 한마디로 사람 냄새가 나는 사람이다. 여기에 씌어 있는 글들에서도 미국이라는 다인종 복합 사회에서 인종, 지위 등을 따지지 않고 환자 개개인의 심신의 아픔을 정성스럽게 보살피는 성실하고 인정 많은 동네 의사 선생님 같은 그의 모습을 엿볼 수 있다.

오랫동안 타향살이를 하는 사람들은 언제나 고향을 그리는 향수에 젖어 살며, 특히 외국에 거주하는 사람들은 고국에서 가슴 아팠던 경험이 있든 없든 간에 모두 열렬한 애국자가 된다고 한다. 서 박사 또한 예외가 아니어서 애국자가 분명해 보인다. 우리나라가 모든 면에서 불안정하고 풍족하지 못했던 1970년대 초반부터 미국에 정착해 살아오는 동안 본업인 의료 분야뿐 아니라 정치, 경제, 사회 등 모든 분야의 선진 기술, 제도, 정책 등을 접하고 경험하면서 왜 우리는 이렇게 하지 못하는가 하는 안타까움에 우리의 뒤처짐을 개선, 발전시키자는 제안을 곳곳에서 하고 있다.

평범한 사람들에게는 역시 보통 사람들의 삶의 경험과 생각에서 우러나오는 평범한 지혜가 철인(哲人)이나 성현(聖賢)의 금언(金言)보다 오히려 피부에 와 닿지 않을까? 그런 의미에서 보통 사람 서 박사의 자그마한 글도 읽어 볼 만할 것으로 생각한다. 수상집 출간을 축하합니다.


2007년 3월 서울대학교 의과대학 교수 김명석

지난 1960~70년대에  많은 의료인들이 더 발전한 선진국의 의학을 공부하고자 고국을 떠났다. 주로 미국으로 건너간 그들은 전문의 수련 과정을 마치고 한국에 돌아오면 새로 배운 의학을 바탕으로 의술을 펼치자는 희망을 가지고 떠난 것이다.

그러나 막상 시간이 지나면서 그곳에서 자식들도 태어나고, 미국이라는 자유로운 민주 제도하에서 의사들에게 주어지는 여러 가지 이점 때문에, 혹은 뛰어난 의료 시설과 탁월한 연구 시스템 때문에 차일피일 귀국을 미루다 보니 어느덧 수십 년의 세월을 보내게 된 경우가 많다. 레지던트 수련 후 만사를 제치고 고국으로 돌아온 용기 있는 동료들도 간혹 있었다. 한편으로는 처음부터 국내에서 연구를 계속하거나 환자를 보면서 어려운 여건을 이기고 많은 발전을 이룬 동료 의료인들도 있다. 그들의 성과와 노고에 늘 감탄한다.

나 역시 이유야 어찌 됐건 전문의 교육을 마치고도 계속 미국에 머무르면서 그곳 환자들을 보아 왔다. 그리고 세월이 순식간에 흘러가 버려 이제는 머리가 반백이 되었고, 그동안 틈틈이 써 놓았던 환자들의 병력을 뒤지다 보니 그냥 묻어 버리기엔 아까운 이야기들이 있어 용기를 내어 한번 들추어 보자고 생각했다.

서양이나 동양이나, 사람 사는 것은 매일반이다. 가난한 사람도 있고 부유한 사람도 있고, 건강한 사람도 있고 아픈 사람도 있다. 또 좋은 사람도 있고 나쁜 사람도 있고. 사람 사는 것이 별게 아니다. 그저 거기서 거기, 다들 비슷하다. 세상에 태어나서 살다가 자식도 낳고, 즐거움과 괴로움을 겪고, 아파서 의사들의 신세를 지기도 하고, 그리고 죽고 슬퍼하고 깊이 사랑하기도 하고…….

이런 기록을 바탕으로 글을 쓰고 책을 만든다는 것은 사실상 남 앞에서 자신의 옷을 벗는 것이나 마찬가지다. 내 생각을 남 앞에 고스란히 드러내니 부끄러운 일이 아닐 수 없다. 어쩌면 얼굴이 두꺼운 어리석은 사람만이 할 수 있는 일인지도 모르겠다.

여러 번 주저하다가 내 이야기가 사람들이 살아가는 데 도움이 될 수도 있겠다는 주위 사람들의 격려에 용기를 내어 원고를 다듬었다.

환자들 이야기의 많은 부분은 미국에서 의사 생활을 하면서 실제로 보고 듣고 느끼고 경험한 것들이다. 내가 직접 겪지 않고 남에게서 얻어들은 이야기나 지어낸 이야기는 하나도 없다. 다만 본인들에게 누가 되지 않도록 본명 대신 가명을 썼다.

1968년 대한민국 의사 면허를 취득함으로써 시작된 39년간의 의사 생활 속에서 일어난 일들로서 그저 평범한 한 의료인의 발자취로 보아주면 좋겠다.

어려운 질병을 다루느라고 밤을 새우며 수고하는 모든 전문직 의료인에게는 물론, 건강하게 오래오래 살고자 하는 사람들이나 현재 병마의 고통에 시달리는 아픈 사람들에게도 조금이나마 도움이 되고 위로가 된다면 그것이야말로 이 책을 쓴 나의 보람이자 기쁨이 겠다.

# I

# 미국 의사 35년

# 2

# 그때가 그립습니다

# 미국 의사 35년

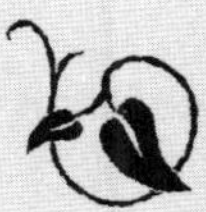

서양이나 동양이나, 사람 사는 것은 매일 반이다. 가난한 사람도 있고 부유한 사람도 있고, 건강한 사람도 있고 아픈 사람도 있다. 또 좋은 사람도 있고 나쁜 사람도 있고, 사람 사는 것이 별게 아니다. 그저 거기서 거기, 다들 비슷하다. 세상에 태어나서 살다가 자식도 낳고, 즐거움과 괴로움을 겪고, 아파서 의사들의 신세를 지기도 하고, 그리고 죽고 슬퍼하고 깊이 사랑하기도 하고……

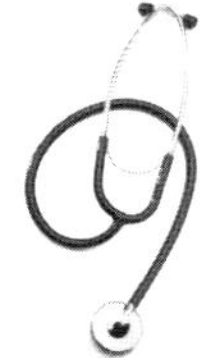

# 의료 소송과 변호사의 양심

법정 문을 나서면서 나는 우선 아내에게 좋은 소식을 전했다. 서러움이 너무도 복받쳐 올라 가슴을 쥐어뜯는 듯 숨을 쉴 수가 없었다. 운전대를 잡고 집으로 향하는 도중에 자동차를 길가에 대고 흘러나오는 눈물을 닦았다. 집에 도착하자 너무도 피곤하여 소파에 쓰러져 버렸다. 대체 내가 무슨 잘못을 했기에 이런 고통을 받게 되었을까. 위가 뒤틀리고 구역질 같은 분노가 나를 어지럽게 했다. 그리고 이번 소송이 마지막 케이스가 아닐 것이라는 생각이 나를 더 슬프게 했다.

저녁 식사 때 온 가족이 한자리에서 손을 잡고 하나님께 기도를 올렸다. 나는 항상 성경의 한 구절에 의지하며 위안을 얻는다. 출애굽기 17장 16절 '여호와의 기치를 높이 쳐들어라! 여호와께서 아말렉과 대대로 싸우실 것이다'.

– 케네스 우 Kenneth J. Wooh, *Split Verdict*(분열된 평결) 중에서

이 글은 의료 소송을 당해 3년간의 긴 법정 투쟁 끝에 승소한 뉴욕의 개업의가 쓴 책의 한 구절이다. 그는 이 피를 말리는 싸움에서 5

대 1의 배심원 판정으로 승소했다.

의료 행위도 사람이 하는 일이니만큼 사고가 없을 수 없고, 그러한 의료 사고로 인해 환자와 그 가족들이 크게 고통받는 경우가 있다. 그래서 심심치 않게 의료 분쟁이 일어나고, 특히 미국에서는 근래에 법정에서 시시비비를 가리는 경우가 매우 많아졌다. 그런데 환자들만 고통받는 것이 아니다. 위의 글에서 보았듯이, 때로는 의사들이 억울하게 가해자로 내몰려 심적, 물적으로 크나큰 피해를 입기도 한다. 더구나 악덕 변호사에게 걸리게 되면 그 고통은 이루 말로 다 할 수 없다.

몇 년 전, 중부 미시간 주의 한 병원에서 한국인 선배 의사가 자살한 사건이 있었다. 그분은 환갑을 앞둔 훌륭한 산부인과 의사였는데, 당시 여러 케이스의 의료 소송으로 고통받고 있었다. 어느 날 병원의 의사 라운지에서 총으로 자신을 쏘아 피범벅이 된 채로 발견되었다. 사람들은 그분의 자살이 의료 소송으로 인한 심적인 스트레스 때문이었을 것이라고 말한다.

'의사들은 도둑놈이다. 좋은 집에 살면서 좋은 자동차를 타고 다니는……. 그들이 망하는 꼴을 언젠가 봐야지.'

이렇게 생각하는 사람들도 있다. 또한 어떤 악덕 변호사는 이렇게 환자를 충동한다.

"의사를 상대로 소송하면 그 사람들이 돈을 물어내는 것이 아닙니다. 그들의 보험 회사에서 감당하니까 미안해할 필요 없어요. 오랜 세월 가족처럼 애쓰며 당신을 치료해 주던 의사를 소송하는 것이 좀 거북스럽겠지만 괜찮습니다. 설령 소송에서 진다 해도 공짭니다. 우리가 이기지 못하면 한 푼도 요구하지 않으니까, 비용 걱정은 말고 소송을 제기합시다. 사실, 법정에 가기 전에 합의를 보고 마는 경우가 대부분이에요. 또 법정에 가더라도 배심원 제도이니까 그들만 잘 감동시켜 우리 편으로 만들면 이길 수 있어요. 그들은 부자인 의사들보다 환자들에게 동정심을 가지게 마련입니다. 잃을 것 하나 없는 일이니 한번 해 봅시다."

미국 전역의 그 어떤 전화번호부를 보더라도 제일 큰 광고란인 맨 뒷면은 의료 소송을 종용하는 변호사들의 선전문이 떡 버티고 있다. 이기지 않으면 돈을 받지 않겠다는, 마치 옛날 우리나라 약장수 같은 수법이다. 언론과 결사의 자유가 보장되는 이 민주주의 국가에서 그런 광고를 한다고 나무랄 수는 없지만, 우리 의사들은 그들을 신체를 좀먹고 죽음으로 이끄는 암과도 같은 사람들이라고 개탄한다. 그 폐단은 사회적인 문제로 대두되고 정치적인 이슈로까지 부각되어 하원에서는 '토트 리폼(Tort Reform. 소송 개혁)' 법안이 통과되었다. 그러나 그 법령이 상원도 통과해야 하는데, 상원의 과반수만으로는 필리버스터(Filibuster. 법안 통과를 저지하려는 사람)를 능가할 수 있는 숫자가 안 되어 아직은 실현이 어렵다. 공화당인 부시 대통령은 이 토트 리폼이 국회에서 통과되면 즉시 서명할 것을 이미 공약한 바 있다.

그러나 개중에는 주 정부 산하에서 개별적으로 법을 통과시켜, 미친 듯이 상승하는 보상 액수를 조절하고 보험금의 인상을 진정시킴으로써 국민적인 부담을 덜어 주는 주도 생겼다. 이 법안이 통과된 주에서 일하던 변호사들은 아직도 악법이 통하는 주로 이동하기도 한다. 의료 소송에 따른 보상 액수의 규모는 상상을 초월한다. 더욱 이 어처구니없는 사실은, 환자가 승소한 경우도 배상금의 대부분은 환자가 아닌 변호사의 수중으로 들어간다는 것이다.

병원에서 의료 사고가 일어났을 때, 그리고 의사의 부주의나 의학 지식의 부족으로 환자가 정당한 치료를 못 받았을 때 그 피해를 보상받는 것은 당연한 일이다. 물론 사람이 하는 일이니 실수도 있게 마련이지만, 상식 이하의 실수를 하거나, 영리를 목적으로 정당치 못한 의료 행위를 자행하는 것은 옳지 못하다. 사업가들이 경영하는 병원 중 일부는 환자의 건강이나 안전보다는 영리를 최우선으로 매사를 결정하기 때문에 환자에게 피해를 입히는 결과를 낳기도 한다.

일례로, 간호사 한 명당 다섯 명의 환자를 돌보는 것이 적절한데 열 명의 환자를 맡긴다면 과로로 인해 실수를 저지를 확률이 높다. 주사나 투약을 잘못해서 환자를 사망에 이르게 할 수도 있다.

의료 사고로 인한 피해자는 보상받아야 하고, 모든 의료 기관 역시 관계 기관의 감독을 받아야 마땅하다. 그러나 사고 또는 분쟁이 일어났을 때, 금전적 이해관계가 걸려 있지 않은 전문인에 의해 잘 잘못이 가려질 수 있는 제도가 뒷받침되어야 한다는 생각이다.


마리 콜먼은 67세의 여자 환자다.

1995년 2월 어느 날, 오전에 시작된 수술을 마치고 오후 한 시가 되어 내 클리닉의 문을 열자마자 푸른 제복을 입은 우체부가 나를 찾아왔다. 법정에서 보내온 등기 우편을 전하러 온 것이다. 그 내용은 나의 부당한 의료 행위로 인해 피해를 입었다는 환자 가족이 다섯 명의 의사와 병원을 상대로 낸 의료 소송장이다. 개업한 지 20년 가까이 되었지만 한 번도 이런 소송을 당한 일이 없다고 늘 자만해 왔는데 갑자기 소송장을 받고 나니 기분이 몹시 나빴다.

환자의 기록부를 꺼내 들고 아무리 들여다보아도 내 생각엔 잘못한 사실이 없는데……. 물귀신처럼 나를 물고 늘어지는 귀찮은 일이 시작된 것이다.

"치료도 잘되었고, 치료비가 없다고 하기에 면제까지 해 주었는데……, 감사는커녕 도리어 소송을 걸다니……."

사무실 간호사들도 푸념 섞인 이야기를 한다.

수십 명의 환자가 줄지어 기다리고 있었으므로 어쩔 수 없이 진료를 시작한 나는 매우 조심해 가며 그날의 진료를 마쳤다. 솔직히 말해 소송을 당하게 되면 그 이후로는 환자를 대하는 태도가 전과는 달라지는 것이 어쩔 수 없는 사실이다. 나를 방어하기 위하여 더 많은 검사를 실시하게 되고, 그 부담은 환자나 보험 회사, 아니 국민들에게 전가된다. 경험에 의한 의료 행위보다 의료 기록이 훨씬 더 중요한 세상이 되었다.

그날 나는 보험 회사에 연락했고, 그들은 변호사를 지명해 줬다. 의료 소송만을 담당하는 변호사인데 '좋은 변호사'라고 소개한다. 그러나 변호사 중에는 좋고 나쁜 사람이 따로 없다고 말하는 선배 의사가 많다. 법정에서는 그런대로 자기가 이기기 위하여 서로들 싸우기도 하지만 저녁엔 한자리에 모여 식사도 하는 한통속이라는 선배들의 말도 생각났다.

나는 이런 모든 선입견을 떨쳐 버리고 이 소송에 대처하기로 했다. 같이 소송을 당한 의사 다섯 명과 병원의 이름이 신문에 보도되었다. 아마 독자들에게는 무슨 큰 죄라도 저지른 범죄 집단으로 여겨졌을 것이다. 모두들 밤낮으로 환자 치료에 열심인 훌륭한 의사들인데……. 그러나 우리는 이제 그런 사실을 법정에서 증명해야만 하는 것이다.

"닥터 씨오(Seo. 내 성인 '서'를 이들은 '씨오'라고 발음한다), 어떻게 그동안 한 번도 볼 기회가 없었습니까?"

개업한 지 20년이나 되었으면서 한 번도 소송을 당하지 않은 사실을 두고 변호사가 하는 농담이다.

"코프먼 씨, 나는 이 환자가 나를 끌어들인 것이 대단히 섭섭합니다. 일이 이렇게 된 이상 잘 해결해 주십시오."

법치 국가에 살고 있으니만큼, 누구나 소송을 할 수도, 당할 수도 있다. 그러나 앞으로 겪게 될 기나긴 과정 동안 내 시간과 노력을 고통을 겪는 환자들을 치료하는 데 쏟지 못하고 이 소송 건에 대응하기 위해 쏟아야 한다고 생각하니 억울해서 잠이 오질 않았다. 그리고 이 사건으로 나는 법률 상식과 세상의 비열한 현실에 눈뜨게 되었다.

법정에서 증언하는 날이 왔다. 서로들 시간이 맞지 않아서 몇 번이나 날짜를 정했다가 취소하길 반복한 끝에 이날이 온 것이다. 매번 날짜가 정해질 때마다 예약된 환자에게 일일이 연락해 스케줄을 조정해 왔다. 생명을 다투는 암 수술이나 당직 스케줄, 학회 일정, 가족들과의 약속도 수없이 취소하거나 변경해 왔다.

마음은 말할 수 없이 답답하고 정말 벽에라도 대고 "아아……" 하고 소리치고 싶은 심정이었다. 그러나 변호사는 이 사건을 누구하고도 의논해서는 안 된다고 한다. 법이라는 것이 필요하다는 생각은 늘 있었지만 이토록 무서운 것인 줄을 이 사건을 통해 처음으로 알게 되었다.

여러 명의 변호인이 한 테이블에 모였다. 병원 측과 각 의사의 변호사, 환자 측 변호사. 오른손을 들고 선서를 하자 나에게 질문이 시작되었다.

"이 환자를 언제 처음 치료하였습니까?"

환자는 작은 키에 몸무게가 215킬로그램 정도인 여자다. 목 디스크로 인해 신경외과 수술을 받았다. 수술 후 호흡기 장애가 있어서 두 주일 후에 신경외과 의사가 나에게 기관지 절제 수술을 해 달라고 의뢰한 케이스다. 그녀는 평소 비만증으로 고생해 왔고, 이 때문에 치료를 담당한 의사들도 무척 고생했다.

소송에는 신경외과 의사와 신경내과 의사, 폐·순환기 전문의, 병원 당국 등이 연루되었다. 원고가 전문의를 특별 증인으로 요구하려면 금전적으로 부담이 되기 때문에 이처럼 의사들을 무더기로 소송 대상에 집어넣음으로써 증인 비용을 아끼기도 한다. 이런 행위를 금지하는 법령이 없으니 현행법으로는 막을 수가 없다.

당시 내가 집도한 수술은 아주 성공적이었다. 지방층을 열어 깊숙이 자리 잡고 있던 기관지에 튜브를 삽입하자 환자는 별도의 산소 공급 없이도 숨을 잘 쉬게 되어 하루 이틀 후면 퇴원할 예정이었다. 환자의 고혈압은 내과 전문의가 조절하고 있었다. 그런데 어느 날 오후, 환자가 오줌이 방광에 가득 차 배뇨가 곤란하다고 해서 간호사가 요도관을 끼워 주었다고 한다. 오줌이 잘 나오는 것을 보고 옆방으로 가서 환자를 돌보고 10분 후 돌아와 보니 그녀가 숨을 못 쉬고 기절 상태에 있었다는 것이다.

"파이브 사우스(Five South), 심장 마비요!"

마침 내가 회진을 돌던 병동을 외치는 소리가 스피커에서 들려 왔다. 나는 5층까지 계단을 뛰어 올라갔다. 그리고 구급팀을 도와 환자를 살렸다. 그러나 환자는 이미 식물인간이 된 상태였다. 그녀를 살린 것이 잘한 일인지 아닌지는 하나님만이 아는 일이다.

"그녀가 그렇게 된 원인이 무엇이라고 생각합니까?"

"그녀가 배뇨를 시작했을 때, 지나친 비대증과 과민 반응으로 혈관미주신경반응을 일으켜 뇌로 가는 혈액이 충분한 산소를 공급받지 못해서 생긴 결과입니다."

구급팀과 내가 도착했을 때는 이미 상황이 진행되었고 모두들 최선을 다했다고 설명했다.

이 케이스는 3년을 질질 끌었다. 그 기간 동안에는 우체부가 나타
나기만 하면 혹시나 나에게 불리한 소식을 가지고 오는 것은 아닐
까, 불안하기만 했다. 그러던 어느 날(11월 5일로 기억된다), 나의 변호
사가 어느 음악회에서 나를 보고 다가와 환자가 나를 소송 대상에서
제외시켰다고 말해 준다. 그러면서 일 년 내로 또다시 소송을 걸어
올 수도 있으니 완전히 안심하지는 말라고 한다. 그리고 11월 10일
에 닥터 가드윈에 대한 재판이 있는데, 환자 측에서 나를 증인으로
요청했으니 재판 30분 전까지 출두하라고 한다. 어쨌든 나를 제외
시켰다니 다행이다. 스케줄을 조정하여 정해진 날에 법정에 나갔다.

피고인 닥터 가드윈이 마치 죄지은 사람처럼 방 한가운데 앉아 있
고 옆에는 변호사가 함께 있다. 방 한쪽 편에는 배심원들이 앉아 있는
데, 그중에는 나에게 자주 오는 환자의 모습도 보인다. 맞은편에 자리
한 환자의 변호사가 일어서서 손짓을 해 가며 나에게 질문을 한다.

닥터 가드윈은 실력도 있는 좋은 의사다. 왜 그가 이처럼 고통을
당해야 하는 것일까? 하지만 법이라는 것이 있으니 그에 따를 수밖
에 없다. 나는 사실 그대로 증언했고, 그토록 오래 끌던 재판은 결국
배심원의 투표에 의해 환자 측의 패소로 종결되었다. 잘못이 없으니
당연한 결과다. 그러나 그동안 의사들이 입은 정신적, 물질적 피해
는 누가 보상할까? 더구나 아무 잘못이 없는 다섯 명의 의사는 보험
료까지 인상되었다. 그 보험료는 결국 환자의 부담으로 돌아간다.
이런 사건 하나하나가 국민 의료 비용 인상의 요인이 되는 것이다.

물론 환자와 그 가족들의 슬픔과 어려움을 우리 의사들은 이해한

다. 이 사건도 어느 누구의 잘못이라기보다는 그녀의 건강이 너무도 나빴던 탓이라고 해야 옳다. 또한 사랑하는 가족이 당한 고통에 대한 분노를 법을 통해 해결하려는 시도를 탓할 수만은 없다. 환자의 시체를 이끌고 병원 앞에서 시위를 하거나, 담당 인턴의 손목을 묶어 병원 안을 질질 끌고 다니는 사람도 있는데, 그보다는 한결 문화적이다. 다만 법을 잘 아는 나쁜 변호사들이 영리를 목적으로 무지한 사람들을 충동질하는 비인간적인 일은 없어야 할 것이다.

2006년 3월 한 병원의 의사 미팅에서 다음과 같은 사항이 전달되었다.

모든 의사는 각자 10억/30억의 보험에 가입할 것. 가입하는 의료 보험 회사의 등급은 B+ 이상이어야 함. 은퇴 후에도 보장이 되는 보험이어야 함.

병원의 스태프가 되는 데 필요한 요건이란다. 이런 보험이 없는 의사가 소송을 당할 경우 병원이 부담해야 하기 때문에 이와 같은 기준을 의사에게 요구하게 된 것이다. 수입이 가장 적은 가정의학과 의사들이 감당할 수 없노라며 항의한다.

"아니, 이건 너무 부담이 크지 않습니까. 경비 지출이 그렇게 많아서는 병원을 운영할 수 없습니다."

사실 그래서 요즘 병원을 그만두는 가정의학과 전문의들을 심심치 않게 볼 수 있다.

또 이렇게 말하는 사람도 있다.

"저는 심장외과 의사입니다. 한 번도 소송에 걸린 일이 없는데 해마다 1억 원의 보험료를 냅니다. 심지어 어떤 동료는 해마다 2억 3천만 원씩 보험료를 내기도 합니다. 한두 건의 소송이 진행되고 있기 때문입니다."

의사들의 미팅에서 주로 이런 내용이 오가는 것이 작금의 현실이다. 환자 치료의 질을 높이고 좋은 서비스를 하기 위한 논의를 해도 모자랄 판에 이 무슨 시간과 감정의 낭비란 말인가. 미국의 의료 시스템은 지금 수난기를 맞고 있다.

어떻게 하면 의사와 환자 간의 신뢰를 다시 회복할 수 있을까? 이렇게까지 된 것이 누구의 잘못일까? 물론 실력 없는 의사 탓도 있겠고, 나쁜 환자나 비양심적인 변호사들도 한몫을 했을 것이다. 그리고 언젠가는 해결되어야 할 우리 모두의 숙제다. 미국뿐 아니라 한국에서도, 그리고 세계 어느 나라에서도 비슷한 일이 일어나지 않으리라는 보장은 없다. 너에게도 나에게도 우리 이웃 도두에게도…….

# 죽음의 문턱에서

사람은 이 세상에 태어날 때부터 언젠가는 반드시 죽어야 하는 운명이다. 그리고 누구에게나 죽음에 대한 공포가 늘 따라다닌다. 이런 운명 앞에서도 좀 더 욕심을 부려 본다면, 죽은 후 천당이나 극락세계에서 영원히 살고자 하는 소망을 가질 수도 있겠다. 모든 종교나 미신 역시 결국은 죽을 수밖에 없는 인간의 약점에 기인하여 발전해 왔다.

각 개인들의 죽음에 대한 철학과 그것에 임하는 태도, 그리고 내세에 대한 각자의 믿음은 모두 다르며, 또 다를 수밖에 없다. 그것은 같은 종교를 가진 교인들끼리도 마찬가지다. 이런 것들에 관해서는 자신의 믿음을 남에게 강요할 수 없으며, 서로를 존중하면서 각자 자유로운 생각을 가져야 한다. 그래야만 우리는 진정으로 자유로운 시민일 것이다.

죽음의 문턱 가까이까지 다녀온 환자들을 여러 명 보았다. 그들이 생과 사의 기로에서 겪었던 이야기를 나 혼자 알고 묻어 버리기에는 너무 아까워서 그중 몇 가지를 적어 본다.

먼저 일반 외과 의사 에크하우저가 맡았던 환자 이야기다. 캐시 존슨이라는 그 환자는 32세의 비교적 뚱뚱한 백인 여자였다. 나는 그날 내 환자의 수술을 마치고 회복실에서 전화로 수술 내용을 보고하고 있었다.

"닥터 씨오, 제 환자 좀 봐 주세요! 빨리요!"

에크하우저가 회복실 한쪽에 서서 방금 도착한 환자를 가리키면서 다급하게 소리친다. 가보니, 수술 후 환자에게 갑자기 호흡 장애가 발생해서 기도에 튜브를 삽입해야 했는데, 쉽게 하려고 코로 넣다가 코피가 터진 것이다. 환자는 전신 마취로 수술 후 아직 의식이 돌아오지 않은 상태였다.

구강으로 기도를 확보하고 환자를 다시 수술실로 옮겼다. 그리고 옆에서 나를 도와주던 간호사에게 말했다.

"빨리 코피를 처치하는 기구를 가져와요!"

헤드라이트와 소작 기구 등 필요한 기구들이 금방 준비되어 출혈 부위를 잘 소작한 후 좀 더 확실하게 처치하기 위해서 거즈에 항생제 연고를 발라 비강을 막았다. 그 모든 과정이 전신 마취가 깨어나지 않은 상태에서 이루어진 것이었다.

다행히 출혈이 잘 멎어 그녀는 다시 회복실로 옮겨졌다. 그리고 나는 곧바로 다른 환자를 보러 갔다. 그러니까 그녀는 물론 그녀 가족과도 일절 이야기를 나누지 못했고, 다만 나중에 별 탈 없이 중환자실로 옮겨졌다는 연락을 받았다.

그리고 이틀 후.

그녀의 코에 넣은 거즈를 뽑기 위해서 중환자 병동에 있는 그녀의 입원실을 찾아 담당 간호사와 함께 들어섰다. 그런데 깜짝 놀랄 일이 일어났다.

"아! 닥터 씨오 오시는군요."

"아니, 저를 아세요?"

그녀가 그냥 상상해서 하는 말이 우연히 맞은 것이거나, 신들린 사람이거나 둘 중의 하나다.

"박사님, 저는 그날 일을 모두 다 기억하고 있어요. 그때 수술실에서 저의 코피를 치료하시는 모습을 모두 내려다보고 있었으니까요".

"아니, 그게 무슨 말입니까? 당신은 전신 마취 상태였을 뿐 아니라 눈과 얼굴을 완전히 수술 시트로 덮고 있었는데요."

그녀는 웃으면서 말을 받았다.

"제 몸은 전신 마취 상태였지만, 저의 영혼이 수술실 위에서 내려다보고 있었어요."

나뿐 아니라 같이 서서 듣고 있던 간호사도 매우 놀랐다.

"정말이에요, 박사님. 그 방에 간호사가 둘 있었는데, 그중 한 사람의 이름이 매리였어요."

나는 믿기지 않았지만 혹시나 하는 마음으로 환자의 차트를 뒤져서 수술 기록을 확인했다. 그랬다. 놀랍게도 그날 수술실에서 나를 도와주었던 간호사들 중 하나가 정말로 매리였다. 그리고 그녀가 설명하는 당시의 정황은 모두 정확했다. 그녀는 자신의 영혼이 육체를 떠나 공중을 맴돌면서 지켜보고 있었다는 사실을 믿어 달라고 했다.

그녀는 그 후 수술한 자리가 잘 아물고, 걱정했던 암이 아니라는 진단이 나와 무사히 퇴원했다. 그리고 이 주일쯤 지나서 내 클리닉에 왔다.

"어떻게, 아픈 데는 없으세요?"

내가 물었다.

"견딜 만해요. 그런데 그 후 줄곧 전신이 얻어맞은 것같이 뻐근하군요. 골치도 좀 아프고……."

다행히 그 이후 그녀에게는 별다른 이상이 없었고 건강도 점차 회복됐다. 몇 년이 지난 후 세차장에서 일하는 그녀를 우연히 만났다. 반갑기도 하고 궁금하기도 하여 그녀에게 그때 그 일이 사실이었는지 또 한 번 물었다. 그녀가 대답했다. 그것은 분명한 사실이었다고.

*　　　*　　　*

내가 대학 병원에서 2년 차 레지던트 수련을 받을 때의 이야기다.

어느 날 오후, 닥터 라즈라는 조교수의 외래 진료실에서 그의 진료를 돕고 있는데 존 곤잘레스라는 19세 된 스페인 계통의 백인 남자가 찾아왔다. 그 환자는 심한 편도선 염증으로 사흘째 고열에 시달리고 있다며 고통을 호소했다. 염증 부위를 열어 주는 것이 좋겠다고 판단한 닥터 라즈는 국소 마취 후에 칼로 환부를 절개한 다음, 모스키토라고 하는 뾰족한 집게로 좀 더 깊숙이 열었다. 그가 직접

한 일이라 정확히 알 수는 없었지만, 이런 경우에는 흔히 고름이 쏟아지는데, 이 환자의 경우는 고름주머니가 터지지 않고 피만 조금 나왔다. 물도 삼키지 못하는 환자이니 입원을 시켰다.

그날 저녁, 모두들 퇴근하고 나만 당직이라 병원 당직실에 남았다. 저녁 식사 후 입원 환자를 점검하러 병실에 갔다. 주립 병원이라 병실 하나에 스물다섯 명의 환자가 각각 커튼을 사이에 두고 있었는데, 다른 환자들은 다들 잘 있는데 낮에 본 그 환자가 보이질 않는다.

"존 곤잘레스 씨가 안 보이는군요. 어디 화장실에라도 갔습니까?"

"아닌데요. 방금 전까지 침대에 앉아 있었는데요……. 아, 저기 저 창가에 있군요!"

그는 간호사의 말대로 창가에 앉아서 밖을 향해 숨을 몰아쉬고 있었다. 낮에 보았을 때보다 상태가 한결 나빠져 있었다.

"헤이, 존! 어떤가요, 괴롭습니까? 숨쉬기가 더 힘들어요?"

그의 대답 소리가 마치 입 안에 무엇인가를 잔뜩 넣고 하는 소리 같다.

"답답해요."

아닌 게 아니라 내가 듣기에도 숨소리가 매우 거칠고 시끄럽다. 기도가 막혔다는 증거다. 그가 퍼런 입술을 벌리고 침을 흘리면서 나를 쳐다봤다. 그러다가 한순간에 갑자기 옆으로 쓰러진다. 호흡이 정지된 것이다.

시간이 없었다. 나는 급히 서둘렀다.

"간호사! 빨리 칼을 가져와요. 튜브도!"

병실에서 환자가 쓰러지면 보통은 구급팀을 부른다. 그러면 3~4분 이내에 대기 중이던 구급팀이 달려온다. 그러나 이 환자는 그들이 도착해도 기도를 확보하기는 힘들다. 이비인후과 의사나 외과 의사가 기관 절개를 해야만 살 수 있는 경우다. 다행히도 아주 경험이 많은 필리핀계 간호사의 민첩한 도움으로 곧바로 목의 피부를 열고 기관 튜브를 넣어 그를 살릴 수 있었다. 목이 길고 살도 찌지 않았기 때문에 비교적 수월하게 할 수 있었던 경우다. 출혈도 그다지 많지 않았다. 수직으로 절개해 큰 혈관은 건드리지 않았기 때문이다.

그는 숨을 다시 쉬게 되었고, 그 후에 담당 조교수가 와서 마무리 수술을 하고 염증이 심한 편도선도 떼어 냈다. 그리고 며칠 후, 목의 튜브도 빼고 정상적인 모습으로 퇴원하게 되었다.

"존! 이제 집에 가면 당분간 조심해야 해요. 특히 음식은 두 주일간 아주 소프트한 것만 먹어야 합니다."

그런데 그가 내게 할 말이 있다고 한다. 성경책을 머리맡에 놓아 두고 있는 것을 보니 기독교 신자인 것 같다. 하긴 대부분의 스페인계 사람들은 가톨릭 신자이고, 멕시코에서 왔거나 캐리비언인 경우는 확률이 더 높다. 물어보니 역시 그렇다고 한다. 그가 그런 시련을 잘 이겨 내고 이처럼 회복된 것도 믿음의 덕분이 아닐까 생각하고 있는데 청년이 말을 꺼냈다.

"닥터 씨오! 제가 꼭 드릴 말씀이 있습니다."

"뭔데요?"

～

　"그날 제가 숨이 막혀 의식을 잃고 쓰러졌을 때 말인데요, 사실 그때 이상한 일이 있었습니다."

　그의 설명은 다음과 같은 것이었다. 의식을 잃었을 때 그는 어딘가를 한없이 혼자 걸어가게 되었다고 한다. 한참 걷다가 두 갈래 갈림길에 도착했는데, 한쪽은 아주 더러운 데다 쓰레기에 덮여 있는 길이었고, 또 다른 한쪽은 아주 평편하고 깨끗하며 꽃이 만발하고 흰 나비가 훨훨 나는 아름다운 길이었다고 한다. 그리고 그는 그 아름다운 길로 한 발을 내딛다가 깨어났다는 것이다.

　"아, 그랬군요! 이거 미안합니다. 그 순간에 깨게 해서."

　그의 영생 천당 길을 혹시 내가 방해한 것은 아닐까? 하지만 나는 사람을 살리는 의사 아닌가. 그를 반드시 살리는 것이 나의 책임이며 의무임은 분명했다. 그리고 이생에서의 그의 시간이 아직 남아 있어 살게 된 것은 아닐까 하는 생각이 들었다. 하나님만이 아는 일이다.

＊　　＊　　＊

새벽 두 시, 응급실에서 전화가 걸려 왔다. 급한 상황인 것 같아서 곧장 병원으로 달려갔다. 이십 대 청년인데 숨을 아주 힘들게 쉰다. 감기 같던 호흡기 증상이 몇 시간 전부터 갑자기 악화되어서 침도 못 삼키고 앞으로 기대앉아 사경을 헤매고 있다. 응급실 의사가 엑스레이를 보여 준다. 엄지손가락 모양의 그림자가 목 사진에 보이는 것이 틀림없는 급성 후두개염이다. 비교적 흔한 크룹(croup)성 후두 기관염은 바이러스로 인한 것이고 내과적 치료로 쉽게 회복되지만, 이 환자와 같은 후두개염은 긴급을 요하는 최상급 응급 질환으로 경각을 다투는 아주 드문 병인 것이다. 요즈음은 소아에게 일어나는 후두개염의 예방을 위해 헤모필루스균에 대한 예방 접종을 한다.

호흡 곤란 증세가 급속도로 악화되자, 호흡을 조금이라도 확보하기 위해 응급 의사가 바늘을 목 가운데 찔러 넣고 있었으나 어림없는 상황이었다. 구강이나 비강을 통해 기도에 튜브를 박는다는 것은 전문 의사나, 그것도 완전한 준비하에 가능한 일이다. 그만큼 위험한 일이기 때문이다.

나는 마취과 의사를 부르라고 했다. 수술실에 올라갈 시간이 없다.

"간호사, 빨리 칼하고 튜브! 석션 기계도 확인하세요. 산소를 더 올리고!"

내가 병원에 도착하기까지 15분밖에 안 걸렸는데, 그사이에도 벌써 환자의 상태가 많이 나빠진 것 같았다. 스테로이드, 에피네프린 등 모든 내과적 치료에도 불구하고. 경험이 많은 닥터 시폰테스가 내려왔다. 후두경과 튜브를 가지고 나타났다. 그리고 즉시 구강으로 기도를 찾아 튜브를 넣으려고 했다. 하지만 실패다. 또다시 시도해 본다.

"닥터 씨오, 기도가 안 보이는데요…… 꼭 한 덩어리의 빨갛게 익은 햄 같아요. 방법이 없는데요. 좀 도와주세요."

그의 손은 떨리고 환자의 얼굴은 갈수록 퍼렇게 변한다. 나는 간호사가 찾아 준 메스를 들고 후두 밑쪽 가운데 부분의 피부를 절제

한 후 손끝으로 기관지를 더듬어서 튜브를 넣었다. 모든 동작이 불과 몇 분 안에 이루어졌다. 그리고 환자는 살아났다. 그가 의식을 되찾자 수술실로 옮긴 후, 뒷일을 잘 마무리했다.

그 후, 그 환자의 급성 후두염은 항생제로 치유되었다. 3~4일 후에는 목에 넣은 트라케오스토미 튜브(tracheostomy tube. 기관지 절개 부위에 삽입하는 관)도 필요 없게 되었고. 곧 퇴원하는 날이 왔다. 목소리도 원래대로 회복되었기에 그에게 물었다.

"마크! 그날 몹시 고생했는데, 괜찮아요? 그날 일, 기억이 나요?"

"물론입니다. 모든 것이 자세히 기억나요. 닥터 시폰테스가 도움을 요청하던 일, 제 목에 칼을 대던 일, 모두 다 알고 있었습니다. 정말 감사합니다, 박사님!"

나는 또 물었다.

"많이 아팠습니까? 혹시 이상한 꿈이라도 꾸지 않았어요? 천당 같은 곳이라든지……"

그는 빙그레 웃으며 대답한다.

"아니요. 아무런 꿈도 꾸지 않았고, 어디 다녀오지도 않았습니다. 모든 것을 다 기억하고 있습니다."

후유증 하나 없이 그는 원래의 일상으로 되돌아갔다. 얼굴이 퍼렇게 변했을 때, 그는 산소 포화도가 40도 안 되는 심한 산성의 상태였다. 객관적으로는 잠시나마 기억 상실일 가능성이 많은 상태였지만 사람에 따라 인내하는 능력이 달라서 그의 경우에는 큰 탈 없이 잘 이겨 낸 것으로 생각된다. 다행한 일이다.

～

＊　　＊　　＊

나이가 오십 대 중반인 동료 외과 의사 닥터 빌론이 나와 함께 수술실에 들어가기 위해 탈의실에서 수술복을 갈아입고 있었다. 그런데 그가 갑자기 옆으로 쿵 쓰러지더니 반응이 없다. 어안이 없었다.

"헤이, 로버트!"

나는 구급팀을 불렀고, 그는 중환자실로 옮겨져 심장 전문의와 신경외과 의사의 진료를 받았다. 그가 쓰러진 원인은 심장의 전도 장치에 이상이 생겨서 혈압이 떨어졌기 때문이었다. 설상가상으로 쓰러질 때 발생한 뇌진탕으로 인해 삼 주일 가까이 무의식 상태로 누워 있었다. 모두들 그가 식물인간이 될까 봐 걱정하는 가운데 어느 날 갑자기 눈을 번쩍 떴다. 담당 신경외과 동료의 말이 그는 무척 재수가 좋은 사람이라고 한다.

통계상 의사들은 보통 사람보다 수명이 10년은 짧다고들 한다. 지나친 스트레스에 자신의 건강 관리에 소홀하기 쉽고, 잠도 제대로 못 자고 밤낮으로 일해야 하기 때문이라고 한다. 닥터 빌론도 평생 일만 하고 별다른 취미조차 없는 사람이었다. 그러나 그 사건으로 인하여 그는 달라졌고, 회복되자 곧바로 은퇴를 선언했다. 그 이후로는 동네에서 산책도 하고, 그 나이에 새로 골프도 배우러 다녔다.

매달 모이는 의사 협회 모임에서 그에게 물었다.

"로버트, 이렇게 회복돼서 다행이에요. 그런데 그 삼 주 동안 무슨 꿈 안 꾸었어요?"

그가 웃으면서 대답했다.

"닥터 씨오, 이거 이상한 일이지만 사실 나는 그 삼 주일 동안 아무것도 기억나는 일이 없어요. 그렇다고 꿈을 꾼 것도 아니고. 탈의실에서 갑자기 힘이 빠져 넘어지던 순간, 그리고 깨어나던 일, 그 사이는 완전히 공백이에요."

그는 몇 달 후 거처를 플로리다로 옮겼다.

"겨울에 모두들 놀러 와요. 그리고 너무들 일만 하지 마십시오. 여러분 모두에게 행운을 빕니다."


우리들의 영혼이란 과연 무엇일까? 누구나 생명이 시작될 때 하나씩 가지고 태어나는 것일까? 아니면 성장 과정에서 뇌 속의 단백질과 화학 물질, 그리고 호르몬의 작용으로 인해 뇌 구조가 하나의 컴퓨터 같은 기능을 하도록 변화하는 것일까? 그렇다면 노쇠해서 아무것도 기억하지 못하는, 기능을 잃어버린 뇌의 경우에도 영혼이 있다고 이야기할 수 있을까? 사람이 죽어서 뇌의 단백질이 부패하고 분해되어 사라지면 우리의 영혼은 어디로 가는 것일까?

모두들 한번쯤 자신의 인생관을 되돌아볼 필요가 있다. 그리하여 후회가 없도록 살 수 있었으면 좋겠다.

# 비만증

"안녕하세요, 닥터 씨오."

70세쯤 된 흑인 할머니, 미시즈 피터슨이 진찰실을 찾았다. 몸에 큰 이상이 있는 것은 아니고 귀지를 제거하기 위해서 찾아온 환자다. 우리나라 사람의 귀지는 마른감자 부스러기 같은데 백인이나 흑인들의 귀지는 대부분 진흙 같아서 물로 씻어 내야 한다. 그리고 냄새도 고약하다. 귀지에서 나는 냄새는 체취와도 관련이 있다. 체취가 분비물에까지 묻어나는 특이한 경우인데, 유전과도 관계되는 일이다. 여름철이면 인천 공항에 마늘 냄새가 배어 있어서 서양 사람들에게 불쾌감을 준다는 이야기들을 하는데, 사실 코가 크고 후각이 발달한 서양 사람들은 대체로 우리보다 냄새에 민감하다. 간호사들이나 의사들도 환자를 보기 전에 향수를 뿌리느라고 야단들이다.

한바탕 잘 씻어 내고 나니 뻥 뚫린 외이도로 고막도 정상으로 보이고 청력도 회복됐다.

"이제 기분이 좋으세요? 소리도 잘 들리지요?"

내 질문엔 대답도 안 하고 다른 이야기를 꺼낸다. 무척 하고 싶은 이야기가 있는 모양이다.

"닥터 앨리슨 아시지요?"

산부인과 개업의였던 닥터 앨리슨은 백인으로, 관절염이 심해서 몇 년 전 병원을 그만두고 애리조나 주로 이사를 갔다.

"알고말고요. 잘 압니다. 그런데 할머니는 그 사람을 어떻게 아십니까?"

"제가 그 집 아이들의 베이비시터였어요. 그래서 그 집 애들 두 명을 다 제가 기르다시피 했지요."

"그랬군요. 그런데 그분 은퇴한 지가 꽤 됐는데……."

그녀는 지난주에 애리조나에 가서 그 집에 다녀왔다고 한다. 그리고 지난 몇 년 사이에 벌어진 여러 가지 일을 들려주었다.


"그래, 닥터 앨리슨의 관절염은 따뜻한 애리조나에 가서 좋아졌습니까?"

"그 양반이 지난해에 부인을 잃었어요!"

내 질문에 딴 대답을 한다.

그의 부인 프리셀라는 아름다운 여인이었고 항상 새빨간 메르세데스 벤츠를 몰고 다니는 것이 인상적이었는데, 어느 날 운전 중에 신호등에서 멈춰 서 있던 나는 그녀가 창문을 열고 재떨이를 길바닥에 비우는 장면을 보고는 경악한 적이 있다. 우리나라 같으면 말도 안 되는 행동이었다. 사실 미국 사람들은 우리가 일반적으로 생각하는 것보다 공중도덕 관념이 너무나 부족하다. 큰 도시에 가면 길바

닥이 매우 더럽다. 담배꽁초도 아무 데나 버리고, 휴지가 사방에 널려 있어도 치우는 것은 청소차뿐이다.

"그 부인이 어쩌다 죽었습니까?"

"뇌암으로 죽었어요. 갑자기 죽었죠."

"그래요, 참 안되었군요. 그 아들은 잘 있습니까?"

그 집 아들이 어렸을 때 내가 편도선 수술을 해 준 적이 있어서 생각이 났다.

"아, 존 말이지요? 비즈니스를 전공했고, 지금은 아들도 낳고 잘 살고 있습니다. 그런데……."

"그런데 왜요?"

"그 집 딸아이 생각나세요? 그 아이도 죽었습니다."

"……!"


그 아이가 고등학교에 다닐 때의 일이 기억났다.

미국 고등학교에서는 봄철이 되면 프롬(prom)이라는 행사를 한다. 동급생이나 다른 학교 학생 중에서 서로 마음에 맞는 파트너를 찾아 댄스파티에 함께 참석하는 행사다. 졸업반과 그 아래 학년에게 자격이 주어지는데, 남학생이 먼저 마음에 있는 상대에게 같이 가자고 신청한다. 신청할 때는 성의를 다하여 결혼하는 신랑처럼 정장을 하고 꽃다발을 들고 여학생 집에 찾아가서 여학생 부모에게 정중히 인사를 한 후 데리고 나간다. 물론 저녁 식사 값은 남학생이 부담한다. 행사가 벌어지는 주말이면 도시의 유명한 레스토랑은 이들 청소년으로 만원이 되고, 그 부모들은 드레스를 요란히 입고 모여드는 여학생들의 아름다운 모습을 보려고 연회장 근처에서 웅성거린다. 아주 밤 늦게까지 이렇게 놀다가 헤어지는데, 담당 교사가 감독은 하지만 탈선하는 청춘 남녀도 생겨나고, 그것이 계기가 되어 결혼해서 평생을 부부로 사는 사람들도 보았다. 대부분의 학생은 이 행사에 참여하기 마련이다. 영화 〈초원의 빛〉에서 내털리 우드가 워렌 비티와 사랑의 갈등을 빚던 바로 그런 파티다.

그런데 닥터 앨리슨의 딸은 초청하는 남학생이 하나도 없었던 것으로 기억한다. 노래도 잘하고 공부도 잘하고 얼굴도 예쁘게 생겼는데 초대를 받지 못한 것이다. 비만증 때문이었다. 살이 웬만큼 찐 사람들도 상대를 잘 만나 결혼도 하고 아들딸 낳으며 오래오래 잘 사는 것이 보통이다. 그런데 이 앨리슨이라는 처녀는 155센티미터의 키에 몸무게가 무려 150킬로그램이나 나갔다. 그 후 들리는 소식으로는 그녀가 신시내티에서 간호사로 일하고 있다고 했다.


"아니, 뭐라고요? 무슨 일로요? 자동차 사고라도 당했습니까?"

"아니에요. 비만증을 치료하려고 위장 절제 수술을 받고 나서 회복하지 못하고 그대로 병원에서 사망했습니다. 자기 엄마가 뇌암이 발병하기 바로 몇 달 전이었지요."

"참으로 안된 일이군요……."


미국의 중부 지방 사람들에게는 비만이 많다. 주로 자동차로 출퇴근하고 쇠고기와 감자를 주식으로 하기 때문이라고 생각된다. 프랑스의 파리나 영국의 런던, 그리고 미국에서도 뉴욕이나 샌프란시스코에 가면 날씬한 사람들이 많다. 생활이 바쁘고 많이들 걸어 다니기 때문이다. 또 음식 값이 비싼 이유도 있고 살이 좀 덜 찌는 채소니 생선을 많이 먹는 식습관 때문이기도 하다.

중국 연변에서 온 한인 의사 한 분이 이비인후과 견학차 우리 병원에 6주간 머무른 일이 있었다. 수술 방에 들어가서 간호사들을 보자 갑자기 그분이 함성을 지른다.

"와, 무척들 실합네다!"

간호사들이 내게 그가 뭐라는 거냐고 물어본다.

"여러분들이 아름답답니다." 하고 얼버무려 버렸다. 그리고 나 자신도 놀랐다. 미국 중부에 오래 살다가 보니 뚱뚱한 것에 면역이 되어 느끼지 못하고 있었던 것이다. 우리나라에도 피자나 햄버거, 프라이드치킨 같은 패스트푸드가 이제 일상이 되어 버렸다. 설탕이 많이 섞인 음료수를 아이들에게 마구 먹인다. 그리고 식도락을 즐기는 사람도 무척 많아졌다. 그 결과 비만증으로 고생하는 사람이 날로 늘어나고 있다. 미국 중부에서 보는 정도의 상황은 아직 아니지만 예전에 비하면 서서히 문제가 심각해지고 있다.

이곳 미국 병원 중환자실의 경우 환자 열에 아홉은 비만 증세가 있다. 외과 의사들은 비만 환자를 다룰 때 더욱 힉들어한다. 고혈압, 당뇨병, 심장병 등이 많고 수술 후 회복이 더디며 합병증도 보통 환자들보다 많다. 비만증 환자를 전신 마취해 달라고 하면 마취 의사들이 곤혹스러워한다. 우선 주사를 놓을 정맥 혈관을 찾기가 힘들어 진땀을 뺄 뿐 아니라 마취한 후에도 결과가 나쁘니까 될 수 있으면 피하려고 한다.

비만을 계산하는 데는 잘 알려진 공식이 있다. 몸무게를 키(미터)의 제곱으로 나누는 것이다. 만약 키가 165센티미터고 몸무게가 60킬로그램이라고 하면, 60 나누기 1.65의 제곱, 그러니까 22 정도가 나온다. 정상 범위는 18.5~24.9고, 25~29.9는 체중 초과 시작, 30~34.9를 비만증이라고 한다. 35 이상이 되면 고도 비만이다. 생명이 위험하다. 통계적으로 미국 시민의 3분의 1이 최소한 비만의 시작 단계에 들어서 있다. 흡연으로 인한 사망과 함께 가장 심각한 건강 문제가 되어 버렸다.

비만증 환자는 호르몬과 신진대사 검사, 당뇨 조절, 적당한 운동, 음주 제한, 식이 요법 등 피나는 노력이 필요하다. 이 모든 방법이 실패할 경우 마지막으로 외과적 수술 요법을 시행한다. 지방 조직을 흡입기로 빨아내거나 칼로 도려내는 방법도 있지만, 요즈음은 위와 장의 흡수를 차단하기 위해 그 일부를 절제하는 시도를 한다. 한마디로 말해 위험한 수술이다. 일반적으로 외과 의사나 병원이 꺼리는 방법이다. 그 이유는 첫째, 잘못되는 경우에는 의료 기관을 상대로 법적인 소송을 할 확률이 높고, 둘째, 소송을 하지 않는다 해도 결과가 좋지 않을 경우가 많으며, 셋째, 수술 원가가 높은 데 비해 건강 보험에서 부담해 주지 않는다. 또한 비만이 재발하는 경우도 많다. 게다가 정신적인 질환이 동반되어 음식을 과다히 먹거나 아예 안 먹게 될 수도 있다. 이런 경우 평생 신경 정신과 치료를 받기도 한다.

2003년 한 해에만 미국에서 103,000명이 수술을 받았고, 그중 1퍼센트가 사망했다. 통계를 보면, 전국 93개 병원에서 시행되었고 1년에 150건 이상 수술하는 병원이 결과가 더 좋았다고 한다. 생존한 환자의 평균 25~32퍼센트에서 체중 감소가 이루어졌고 수술받은 환자가 5년 더 살 확률이 59퍼센트라고 한다. 그러나 비만 정도가 너무 심한 사람은 수술할 수 없으므로 그런 경우는 아예 통계에서 제외되었다는 사실을 알아야 한다.

유감스럽게도 닥터 앨리슨의 딸은 수술 후 회복하지 못하고 폐혈전증으로 사망한 것이다. 얼마 전 TV에서 몸무게가 300킬로그램인 남자가 움직이지 못하고 침대에 누워 깔때기로 음료수를 받아먹는 장면을 본 적이 있다. 거리엔 비만 환자들이 해마다 늘어 간다.

우리나라도 생활 패턴이 서구화되어 지방 함량이 높은 식품을 많이 먹고, 걷기보다는 주로 자동차를 타고 왕래한다. 시간이 나는 대로 부지런히 걷고 운동하지 않는다면 비만증으로 시달리는 사람은 계속 늘어날 것이다. 그나마 우리나라는 근교에 등산을 할 수 있는 좋은 산이 많고 해수욕을 할 수 있는 바다도 가까이 있으니 복 받은 땅이다. 그리고 모두들 운동을 좋아한다. LPGA가 열리면 한국 여자 선수들이 우승하거나 상위에 랭크되는 경우가 많다. 올림픽이나 그 밖의 국제 경기에서도 다른 나라를 물리치고 세계 정상권에 서는 경우가 많아 외국에 사는 한국인으로서 자랑스럽기 그지없다. 또한 다행스러운 일이기도 하다.

"그래서, 닥터 앨리슨은 혼자 쓸쓸하게 살고 있습니까? 양로원에라도 갔나요?"

그녀에게 물었다.

"아니지요, 부인이 죽고 나서 석 달 만에 또 장가들었어요. 그것도 아주 젊은 여자에게요."

"석 달요? 부인 죽은 지 일 년도 안 되어서요?"

내가 되물었다. 그렇게 늙은 사람한테 왜 젊은 여자가 시집을 왔을까 생각해 본다. 그러나 한편으로는 외롭지는 않을 테니 그에겐 다행이랄밖에.

진료실을 떠나는 그녀에게 말했다.

"미시즈 피터슨, 닥터 앨리슨에게 제 안부 좀 전해 주십시오. 그리고 다음에 올 때는 좋은 소식을 가지고 오세요."

비만증과 뇌암으로 가족 둘을 잃은 닥터 앨리슨의 이야기가 그 가족에게는 크나큰 고통이겠지만, 이 글을 읽는 독자들께는 건강에 대한 좋은 교훈이 되길 바란다.

# 이 지팡이는 내 인생의 일부분

"이 지팡이는 내 인생의 일부분이죠. 이걸 보면서 한국 전쟁에 참전했던 시절과 당시 친절했던 한국인들에 대한 기억을 떠올리곤 합니다."

10월의 어느 날, 75세쯤 된 왕년의 미군 병사 하나가 내 사무실을 찾아왔다. 이름이 스트레인지인 그의 손에는 지난 50여 년을 고이 간직했던 지팡이 하나가 들려 있었다. 그것을 나에게 꼭 보여 주고 싶어서 일부러 가져왔단다. 지난번 진료 때 내가 한국인이라는 것을 알고는 전쟁 당시의 얘기를 나누었는데, 오늘 이렇게 다시 발걸음을 하게 된 것이다.

그가 가지고 온 지팡이는 당시 거제도 포로수용소에 있던 북한군 포로가 그에게 만들어 준 선물이었다.

1953년 1월부터 한국 전쟁에 참전했던 그는 4만~5만 명의 북한군이 수용된 거제도 포로수용소에서 근무했다고 한다. 처음 6개월간은 반공 포로와 공산 포로가 뒤섞여 있어서 서로 간의 폭력과 구타, 살인 등으로 삼엄한 분위기였는데, 나중에 공산 포로들이 북송

될 것이라는 사실이 알려지면서 분위기가 많이 누그러졌단다. 물론 반공 포로들은 이후 한국 대통령의 결단으로 모두 석방되었다.

스트레인지 씨가 근무 중이던 수용소에는 50대 후반에서 60대 초반으로 보이는 '정' 씨 성의 나이 든 이북 포로가 있었는데, 그는 영어를 조금 했고 비교적 감시가 느슨한 자재 창고에서 일했기 때문에 스트레인지 씨와 가끔 대화를 나눌 수 있었다.

휴전이 결정된 며칠 후, 북한 포로의 북송 여부를 최종 판가름하는 날이었다. 북에 가기로 한 결정이 강요에 의한 것은 아닌지, 최종적으로 다시 한 번 묻는 것이었다. 그는 북에 두고 온 가족이 있었으므로 북으로 가기로 결정했다면서 스트레인지 씨에게 '가기 전에 꼭 주고 싶어서 손수 만든 선물'이라면서 지팡이를 주고는 작별의 눈물을 흘렸다.

스트레인지 씨가 가져온 지팡이를 자세히 보니 기가 막히게 잘 만들어진 예술품이다. 수용소에 이렇다 할 공구가 있을 리 없건만, 손으로 만들었다고 하기엔 믿기지 않을 정도로 섬세한 조각하며 불에 살짝 그슬려 입힌 자연스러운 색, 용의 머리 모양 손잡이에서 지팡이를 감고 내려오는 용의 꿈틀거리는 형상 등이 예사롭지 않았다. 이것을 만들면서 그는 무슨 생각을 했을까? 물론 북에 두고 온 가족을 생각했을 것이다. 그리고 한편으로는 자유 대한에서 살 수 있는 기회라는 생각도 했을 것이다. 그리고 나서 마침내 가족이 있는 북쪽으로 가기로 결정했을 것이다. 영어를 할 수 있었던 것을 보면 꽤 교육받은 사람일 것이고, 적국의 병사지만 자신에게 잘 대해 주었던 사람과 이별하는 것에 아쉬움을 느끼면서 감사를 표시하는 좋은 사람이었을 것이다. 이제 반세기가 지났으니 이미 이 세상 사람은 아니겠지만 분명히 훌륭한 한국 민족의 한 사람, 평화를 사랑하고 정을 나누는 사람이었을 것이다.

"그와 많은 대화를 나눌 수는 없었지만 저는 그 사람의 마음을 느낄 수 있었습니다. 그가 떠나며 작별 인사를 건넬 때 마지막으로 본 모습, 아버지같이 주름진 얼굴과 흘러내리던 눈물을 기억합니다. 그후 저는 이것을 미국에 가지고 와서 지난 50여 년간 거실에 두고 거의 매일 만져 보았습니다. 이젠 저도 몸에 여러 가지 병이 들어 살 날이 얼마 남지 않았을 겁니다. 그래서 이 지팡이를 곧 한국전 참전 기념박물관에 맡기려고 합니다. 전쟁을 통해 이렇게 특별한 인연으로 만나 서로 정을 나눈 이 이야기를 더 많은 사람들과 함께 나누고 싶습니다."

종군 후 제대해서 건축 사업을 하던 스트레인지 씨는 지금 지병에 시달리고 있다. 전쟁에 참가했던 당시 사람들이 하나 둘씩 세상을 떠나면서 한국 전쟁 역시 잊히고 있다. 특히 지금의 젊은이들은 그 엄청난 비극을 알 리 없다.


"빨갱이가 무엇이야! 나는 반공 포로란 말이오."

반공 포로로 석방되어 우리 집에서 얼마간 머무르던 함경도 출신의 인척 형님이 술에 몹시 취할 때면 하던 말이다. 일본 유학도 하는 등 당시로서는 교육을 많이 받은 인텔리 청년이었고, 해방 후의 소용돌이 속에서도 꿋꿋이 교단에 서서 학생들을 가르친 사람이다. 그 형이 반공 포로로 석방되어 책을 한보따리 싸 들고 피난살이 중인 우리 집에 온 것이다. 그에게 수학, 사회, 과학 등을 집에서 배울 수 있어서 큰 도움이 되기도 했다. 덕분에 학교에 가면 선생님이 나를 신동이라고 신기해할 정도였다.

그 형뿐 아니라 그 세대의 많은 젊은이들이 큰 어려움을 겪었다. 가족과 친구를 잃고 가까스로 목숨을 부지했던 불행한 세대다. 지금 의 대한민국이 있는 것도 바로 그 세대가 있었기 때문이다.

그 후에 자라난 우리 세대는 반공 교육을 철저히 받았으며, 더불 어 어려움을 견딜 줄 아는 인내를 배우게 되었다. 덕분에 세계 방방 곡곡에 나가 잠도 제대로 못 자면서 공부하거나 일을 해서 많은 발 전을 이룩하게 된 것이다.


아직도 붉은 색깔이 께름칙한 내가 오랜만에 한국을 방문했다가 놀란 일이 있다. 지금으로부터 4년 전의 일이다.

'빨간색'은 정열을 상징하는 색이기도 하지만 우리나라 사람들에 게는 '공산당'을 상징하는 끔찍한 색깔이기도 하다. 심지어 공항에 서 입국할 때 붉은 표지의 책은 세관원에게 무조건 압수되던 시절도 있었다. 뉴저지의 병원에서 일할 때 누가 선전물로 뿌려 놓은 북한 책을 발견한 적이 있는데 그것 역시 겉장이 붉은색이었다. 그 책을 경찰에 신고하여 수사가 진행되었다. 누가 이런 불온서적을 놓고 갔 는가를 두고 몇 명 되지 않는 한국인들끼리 서로를 의심하며 신경

쓰기도 했다. 이처럼 우리에게는 빨간색 노이로제가 있었다. 외국에 살면서 여전히 그 기억에서 벗어나지 못한 니가 몇 년 만에 한국에 왔을 때 인천 국제공항에 마중 나온 처남이나 조카들 모두가 붉은 티셔츠를 입고 있어 눈을 둥그렇게 떴다.

"아니, 이거 빨갱이 세상이야 뭐야?" 하고 물으니 처남이 웃으면서 그런 것이 아니고 우리 월드컵 팀을 응원하는 색깔이라고 설명한다. 며칠이 지나자 나는 물론이고 같이 온 딸아이도 붉은 색깔에 차차 적응이 되었다. 축구 경기장을 비롯하여 시청 앞 광장이며 테헤란로 등 사람들이 모일 만한 곳이면 어디나 붉은 물결로 뒤덮인 것을 보면서 나 또한 그들과 함께 소리 지르고 "오, 필승 코리아!"를 외쳤다. 동생이 사 준 빨간 축구 유니폼을 미국에 돌아와 축구를 좋아하는 사위에게 주니 기뻐하며 매일 입고 다닌다.

2006년이 되어 다시 독일에서 열리는 월드컵 경기에서 우리나라가 열전을 벌이고 있다. 세계 방방곡곡에 퍼져 있는 동포들이 응원에 열심이다. 미국에서도 교포들이 우리 경기를 보느라고 모여서 법석을 떨고 한껏 들뜬 분위기다. 프랑크푸르트에서 이기고, 라이프치히에서 프랑스와 무승부를 이루어 승점 4점으로 G조의 선두가 되었다. 이제 스포츠에서도 모든 나라와 당당히 겨루며 국위를 선양하는 위치에 서게 된 것이다. 우리나라가 16강뿐 아니라 세계 정상에 서는 날이 언젠가는 오리라고 희망한다. 그러나 그에 앞서서, 승패를 떠나 의연한 모습으로 당당히 경기하는 모습을 전 세계에 보여 주는 것이 더 의미 있는 일일 것이다.

나는 월드컵 경기를 보면서 스트레인지 씨가 보여 주었던 지팡이를 다시 한 번 생각해 본다. 그처럼 아픈 전쟁이 다시는 없어야 할 것이며, 스포츠를 비롯한 각종 국제 교류를 통해 온 인류가 증오와 갈등을 덮고 서로 사랑하며 돕는 평화로운 세계가 오기를 가슴 깊이 희망한다.

# 장례를 맡은 사람들

나와 같은 클럽에 나오는 제임스 찰스라는 친구가 있다. 그는 직업이 장의사(모티션)다.

"하우 아 유 짐!" 하면 "파인, 땡큐." 하고 늘 밝게 대답한다.

매주 수요일 저녁 다섯 시, 하루 일과를 끝낸 클럽 멤버들이 골프장에 모여든다. 서로들 조를 바꿔 가며 9홀을 치고 나서 사교도 하고 저녁도 같이 먹으면서 즐기는 모임이다. 대부분 일을 하는 바쁜 사람들이지만, 그 와중에 어렵게 틈을 내어 노는 것이 더 재미있다. 어린 학생들이 학교를 땡땡이치면서 부모나 선생님 몰래 금지된 극장에도 가고 하듯이, 어른들이지만 그 잠깐의 즐거움은 매우 큰 것이다.

가지각색의 직업을 가진 사람들이 모이니까 아주 다양한 주제의 대화가 펼쳐진다.

그중 미스터 찰스는 내게 가끔 서브를 부탁하여 가까이 지내게 되었다. 그는 서양인치고는 키가 작은 편이지만 양쪽 팔의 힘이 아주 좋다. 직업이 시신을 다루는 것이다 보니 그럴 것이라고 생각된다.

그것도 우리 동양인보다 훨씬 무거운 사람들을 다루니…….

그의 골프 실력은 그저 그렇지만, 성격이 너그러워 사람들에게 친근감을 준다. 골프가 끝난 후 저녁 식사 때면 위스키 한 잔은 그가 산다. 그에게 사람들의 집안 내력을 물으면 아주 자세하게 설명해 주는 인간 백과사전이다.

평소에 아무리 목에 힘을 주고 뻣뻣하게 굴던 사람도 죽어서 한 구의 시신으로 나타날 때에는 그 앞에 모든 진실을 노출하게 된다. 가족의 비밀, 자신의 질병, 그리고 죽음에 임하던 마지막 순간까지 그 모두를 그는 보고 기억하고 있기 때문이다.

우연히 같은 교회도 나가니 더 자주 대화를 나누게 된다.

"요즘 어떻게 지내십니까? 사업이 잘 되십니까?"

이렇게 그에게 질문하니 옆에 같이 있던 친구가 웃는다. 장례 사업을 하는 그에게 그런 질문은 "요새 사람이 많이 죽습니까?" 하는 말이나 같다나.

내 직업은 사람들이 건강하게 태어나 아프지 않고 오래오래 살도록 병을 치료하는 일이다. 이와는 달리 그는 죽은 사람의 시신을 뒤치다꺼리하는 모진 일을 도맡아 하는 사람이다. 지인이 돌아가셔서 영결식에 가면 언제나 식장에는 검은색 정장을 하고 모든 절차를 돌보는 나이 지긋한 모티션들이 있다. 다른 데서는 느낄 수 없는 우아함과 포근한 인상을 문상객에게 주는 사람들이다.


미국에 사는 교포들은 고국에 있는 부모님이 돌아가시면 비행기를 타고 태평양을 건너 상을 치르고들 돌아온다. 나도 물론 그런 경험을 했다. 그때 우리나라와 미국은 장례 과정과 절차에 많은 차이가 있다는 생각을 했다.

세상 어디에서나 가족이나 친지가 사망하는 슬픔을 당하면 애통해하는 것은 인지상정이다. 그런데 이상한 점은, 미국에서는 그때의 모든 절차가 조용하고도 엄숙하게, 그러면서도 따뜻하고 부드럽게 치러진다는 사실이다. 우리나라처럼 상제가 밤을 새워 가며 곡을 하고 문상객들에게 식사를 대접하고 찾아온 친구들과 밤을 새우고 하는 그런 어려움은 없다. 가뜩이나 병간호를 하느라고 지친 가족이나 기진맥진한 상제들이 마음의 고통을 겪고 있는 마당에 그런 부담까지 주는 것이 과연 옳을지……. 그들이 편안히 장례를 치를 수 있도록 장례사들이 절차를 진행해 주는 미국의 제도가 더 낫지 않을까 싶다.

우리나라에서는 문상객들이 부조를 얼마나 냈는가를 장부에 적어 놓고 금액을 확인하거나 누가 다녀갔는가를 따지는 관혼상제의 의식이 매우 철저하다. 하지만 미국에서는 대개 꽃을 보낸다. 경우에 따라서 부조금을 내기도 하는데, 이 경우 주로 개인이 아닌 교육 재단이나 암 연구 센터, 병원 등 비영리 기관에 헌금하는 것으로 수표를 적는다. 빈손으로 가는 고인을 그저 아름답게 보내 주고자 하는 것이 문상을 오는 목적인데, 어찌 생각하면 마치 축하해 주러 오는 사람들의 모습과도 흡사하다. '원수 같던 그자가 죽었다는데 과연 사실인가?' 하면서 확인하러 오는 사람도 있을 수 있겠으나 대부분은 가깝게 지내던 고인의 모습을 마지막으로 한 번 더 보기 위하여 찾아온 사람들이다.

꽃으로 실내가 장식되어 있고 아름다운 음악이 들리는 곳, 하얀 장미꽃 밭 위에 시신을 담은 관이 놓여 있다. 뚜껑이 열린 관 속에는 보드라운 은빛 이불 위에 곱게 분장한 고인이 누워 있다. 분장사들이 얼굴을 우아하게 꾸며 놓아, 고인은 마치 편안히 웃음 지으며 승천하는 사람 같기도 하다.

시신이 너무도 처참하거나 얼굴을 보이기 싫어하는 사람은 관의 뚜껑을 열지 않기도 한다. 그러나 대부분의 경우에는 고인의 얼굴을 방문객에게 공개한다.

태어나 구십 평생을 살다가 자연사로 돌아가신 할아버지 할머니가 누워있는 모습, 줄지은 문상객들, 아들·딸·손자·손녀 들이 나란히 서서 문상객들과 악수를 하는 모습은 참으로 아름답다. 인생이라는 긴 여정을 잘 마무리한 훌륭한 인간의 아름다운 종말이다. 우리나라에서 '호상' 이라는 이야기도 그런 의미일 것이다.

우리나라에서는 상제의 입회하에 시신에게 수의를 입히는데, 여기서는 수의라는 것이 따로 없다. 가족들이 평소에 고인이 잘 입던 깨끗한 옷을 장의사에게 주면 그들이 알아서 입힌다. 그리고 나서 조용한 가운데 절차가 진행된다. 고인을 잃은 슬픔은 동서양을 막론하고 마찬가지다. 다만 우리나라에서는 그 슬픔을 외부로 발산하며 남들에게 보여 주는 반면, 미국에서는 마음속 깊이 묻어 버린다는 점이 다르다. 참된 고통과 슬픔은 남에게 보여 주는 것이 아니라 마음속 깊이 간직하는 것 아닐까.

장례식에서는 조촐하게 목사가 기도를 하거나 친구 또는 친지가 나와서 고인에 관한 추억을 들려주고, 생전에 찍어 놓은 사진 슬라이드나 비디오테이프를 문상객에게 보여 준다.

장례식에 참석하지 못하는 사람들을 위한 뷰잉(VIEWING)이라는 제도가 있어, 장례식이 있기 전의 며칠 동안 와서 시신을 보고 갈 수 있도록 한다. 장례식에 참석하지 못하더라도 뷰잉에 와서 미리 보고 가면 예의를 지키는 셈이다.


맡아서 치료하던 환자가 사망하면 의사는 시신에 대한 기본적인 인간 대접을 하여야 옳다. 코에 있던 패킹이라든지 기관지 튜브, 요도에 넣었던 고무호스, 정맥 주사 줄 등등 규정에 맞게 시신을 편하게 해 주면 병리과로 시신이 옮겨진다. 가족의 의견과 병원 규정에 따라 장의사가 지정되면 그들이 비닐에 담긴 시신을 사람들이 잘 다니지 않는 복도를 따라 조용히 모시고 나간다.

"짐, 이렇게 무더운 여름날에 혹시 장례가 없었어요?"

티오프를 하려는 그에게 농담으로 물었다.

"닥터 시오, 사실 어제 혼났습니다. 자그마치 세 명이나 있었어요. 섭씨 39.5도나 되는 더위에 말이죠. 정말 혼났습니다."

장의사들은 장례 절차가 진행되는 동안 늘 정장을 한다. 검은 신사복에 흰색 긴팔 와이셔츠, 검은 넥타이……, 말하자면 완전 무장이다. 아무리 더워도 벗을 수 없다. 문상객들은 겉옷을 벗어도 되지만 장의사들의 예법은 그렇지 못하다. 그들은 아주 교육을 많이 받은, 면허가 있는 사람들이다.

미스터 짐 찰스는 오하이오 주의 스프링필드라는 작은 도시에 있는 '위튼버그' 대학을 나왔다. 오랜 세월 동안 많은 한인 학생들이 거쳐 간 역사 깊은 대학이다. 그 후 2년제 장의사 전문대학에서 공부하고 1년간의 인턴 과정을 마쳤다고 한다. 위생학과 종교학, 생물학, 화학, 철학, 신학, 법학……, 이 모든 교육 과정을 끝낸 사람이다. 면허 시험에서는 실기 시험이 아주 까다롭다고 한다. 시신을 다루는 직업이 얼마나 중요하고 힘든 일인지 말해 주는 대목이다.

"이렇게 무더운 날엔 시신이 쉽게 부패하지 않을까요?"

"아, 그것은 그리 큰 문제가 되지 않습니다. 방부제를 쓰기 때문이지요. 시신을 받으면 화학 처리를 하고, 목에 있는 경동·정맥과 대퇴 동·정맥에 고압 방부 약품을 주입합니다. 직접 심장에 주사할 수도 있고요. 또 냉동 장치가 되어 있으니 정전만 되지 않으면 시신의 부패는 막을 수 있지요."

장의사들의 시신 처리 절차는 아주 엄격한 법적 규제를 받는다. 예전에 한 악덕 장의사가 죽은 사람의 가족들에게 1,200달러를 요구했다가 가족들이 거부하자 처리되지 않은 시신을 집의 뒷마당에 버리고 간 사건이 문제 된 일이 있었다. 또 어느 산골 도시에서는 화장이 약속되었던 수많은 시신을 골짜기에 폐기 처분 했다가 발각된 일도 있었다. 물론 법에 크게 어긋나는 짓이다. 시신의 처리는 살아 있는 사람들, 즉 국민 건강과 직결된 문제이기도 하다.

"미스터 찰스, 언제 가장 바빠요?"

"사람들이 가장 많이 죽는 것은 명절 때입니다. 11월 말 추수 감사절 때부터 크리스마스 때 많고, 겨울 내내 바쁩니다. 그러다가 봄이 되면 한가해져요."

사람도 하나의 생명체이다. 자연의 법칙에 따라 기후의 영향을 받고 사는 동물의 하나일 뿐이다. 침울해진 환자나 육체적으로 장기적인 치료가 요구되는 사람들은 기후가 좋은 곳으로 이사를 하면 회복이 빠르다고 한다. 노인네들이 한겨울을 잘 넘기면 그해는 대개 무사히 넘긴다는 이야기도 있다. 겨울이 지나고 나면 환자 기록 캐비닛에서 많은 수의 명단을 뽑아낸다는 가정의학과 의사들의 말도 생각난다.

얼마 전 짐 찰스의 장의사에 찾아갈 일이 생겼다. 성대 암으로 고생하던 미스터 피터슨이라는 내 환자가 자신의 집에서 사망해, 주치의인 내 진단서가 필요했기 때문이다. 그는 3년 전 성대 암 3기로 처음 찾아온 50대 남자였다. 당시로서는 후두절제술만 하면 완치가 50퍼센트는 보장되는 환자였는데 그것을 거부한 사람이다. 대학 병원으로 보내어 2차 진단까지 받도록 해 주었으나 끝내 수술을 거부하였고, 말기에 다다르자 호흡이 곤란했었다. 그냥 고통 없이 살 수 있도록 한 달에 한 번씩 진통제 처방을 받아 가던 고집이 센 환자였다. 의사는 최종적으로는 환자의 결정에 따를 의무가 있다. 그 육체는 결국 환자 자신의 것이기 때문이다.

장의사의 문을 열었다. 문 안에 들어선 나를 어떤 젊은 사람이 맞는다.

"저, 닥터 씨오라고 하는데 미스터 피터슨 건으로 찾아왔습니다."

"아! 박사님, 와 주셔서 감사합니다. 저를 기억하시겠습니까? 작년 가을에 부비동염이 심해서 치료를 받으러 가지 않았습니까!"

"글쎄요, 이름이……?"

"미스터 로버트 킬(KILL)입니다."

"아, 그렇지요, 성이 특이해서 기억이 나는군요."

그달에는 공교롭게도 두 명의 장의사가 똑같은 부비동염으로 나를 찾아왔다. 우연의 일치인지, 아니면 시신을 다루는 과정에서 공통으로 전염된 병인지 의아하게 생각했던 기억이 난다. 특히 이 사람은 하필이면 성씨가 영어로 킬, 즉 살생을 뜻한 말이어서 더욱더 기억에 남았다.

"오! 미스터 킬, 오랜만이에요. 그래, 두통은 이제 다 나았습니까? 당신이 미스터 찰스와 같이 일하는 줄은 몰랐습니다."

나는 그가 인도하는 복도를 따라 열쇠로 잠가 놓은 문을 열고 시체 분장실로 안내되었다. 더운 날씨인데도 방 안은 서늘했다. 25평 남짓의 공간이다. 의과 대학 시체 실습실처럼 지독한 포르말린 냄새는 없었다.

대학 시절 급우들과 네 명이서 나누어 다루던 뚱뚱한 시신의 모습이 잠시 머리에 떠올랐다. 또, 딸아이들의 의과 대학을 방문했을 때 실습실에 안내된 적이 있는데, 그때 시체의 목 부위를 열어 놓고 여러 명이 해부학을 토론하던 생각도 났다. 그런 시체실들보다는 아늑

했다. 한 사람을 분장하는 중인가 보다. 아주 보드라운 분홍색 전깃불이 선반에 누워 있는 한 시신을 비춘다. 방 안에는 여기저기 다섯 구가량의 시신이 똑같은 돌침대 위에 아무것도 걸치지 않은 채 처치를 받고 있었다. 그는 낮에도 밤에도 이렇게 혼자서 시신을 정성껏 마무리하는 것이다.

"킬 선생, 혼자 밤에 일을 하면 무섭지 않아요? 귀신이라도 나올 것 같은 생각이 들지 않나요?"

그가 웃으며 대답한다.

"닥터 씨오, 저는 죽은 사람은 하나도 무섭지 않습니다. 살아 있는 사람만이 무섭지요. 이 사람들은 영혼이 이미 떠나 버린 시신에 불과합니다. 저는 이분들을 위하여 시신을 잘 마무리하겠다는 생각밖엔 없습니다. 저도 하나의 예술가입니다."

시신을 다루는 그의 태도를 보며 나는 옛날 생각이 났다. 1971년 경기도 여주군 강천면에서 무의촌 공보의로 있을 때, 익사한 시신을 찾아간 일이 있었다. 지서장과 함께 자전거를 타고 꼬불꼬불 논길을 따라 강가에 도착하니 아주 젊은 청년의 시체가 누워 있었다. 맨손으로 약간 부패된 시신을 끌어 올려 검안한 뒤, 이장 댁에 가서 막걸리와 점심을 대접받고 돌아왔다. 그때 사망자의 가족들이 사망 진단서를 받으러 사무실로 찾아왔던 기억도 난다.

동양이나 서양이나 많은 사람들이 태어나고 죽는다. 그런데 이들은 죽어서 모두들 어디로 갈까?

오늘도 나는 그때처럼 시신을 확인하고 진단서를 끊어 주려고 여길 찾아온 것이다. 나는 그가 가리키는, 돌침대 위에 단정히 누워 있는 내 환자를 확인했다. 며칠 전까지 진통제 처방을 받아 가던 그가 이젠 아주 평화로운 얼굴로 입도 벌리지 않고 조용히 눈을 감고 누워 있는 것이다.

이미 그의 병을 3년씩이나 다루던 주치의로서 사망에 대한 다른 의혹은 없었고, 다른 사인을 의심할 만한 증거도 없었다. 코너의 의견도 필요 없는 기관지 폐쇄로 인한 호흡기 마비, 성대암 말기의 진단명을 기재하고 그 사무실을 나왔다. 이제부터는 장의사가 다음 절차를 이끌어 갈 것이다.

"부탁합니다. 고인의 시신을 잘 돌봐 주세요. 안녕히……."


뷰잉이 끝나고 장례 절차를 거쳐 시신은 장지로 옮겨진다. 조그마한 깃발을 단 차량들이 행렬을 지어 경찰 오토바이의 에스코트를 받으면서 장지에 도착한다. 장지에 미리 파 놓은 깊은 구덩이 위에는 비라도 갑자기 올 경우에 대비해 천막이 쳐져 있다. 목사의 간단한 기도가 이어진다.

대도시 근교의 묘지 가격은 한 구당 4,000달러 정도 되지만 시골에서는 더 싸다. 땅이 넓은 나라의 장점이다. 그리고 일단 묻히면 그 이상 드는 비용은 없다. 묘지 측에서 잔디도 깎아 주고 관리를 잘하니 손자들이 없어도 걱정이 없다. 그런데 모든 무덤의 규격은 엄격히 제한되어 있다. 줄지어 방문객이 찾아오는 알링턴 국립묘지의 존 F. 케네디의 무덤이나 보통 사람들의 무덤이나 크기는 거기서 거기다.

~

1900년대 초에 우리나라에 들어와 수십 년간 머물렀던 캐나다 선교사 닥터 그리슨(Robert Grierson)의, 캐나다의 토론토에 위치한 묘지를 구십이 다 된 그의 미망인과 나의 장인과 함께 찾아간 일이 있다. 자그마한 묘소에는 비석마저 땅에 눕혀 있었다. 장인어른이 "무덤을 이렇게 초라하게……" 하며 혀를 끌끌 차시던 생각이 난다.

그렇다. 이 나라는 아무리 땅이 넓어도 사후에 과시를 하지 않는다. 심지어 남쪽의 큰 도시 중에는 땅이 부족하다는 이유로 똑바로 세워서 매장해야만 하는 곳도 있다.

미국 사람들 중에는 화장한 후 그 가루를 카리브 해안이나 하와이의 오아후 섬 북쪽 해변, 아니면 몬태나의 경치 좋은 평원 등에 뿌려 주기를 원하는 사람도 많다. 사람의 시신이란 결국 유기 물질이니, 분해되어 대기로 날아가고 땅으로 스며든 후 또 다른 생명체나 무기물을 만드는 데 사용될 것이다.

수천 년이 된 왕릉을 발굴해 보면 함께 묻은 쇠붙이나 옷가지는 보여도 사람의 흔적은 없다. 이집트의 미라나 사회주의 혁명가 레닌과 스탈린의 시신도, 그리고 화학 처리를 해서 천안문 광장 맞은편에 놓아 둔 마오쩌둥의 시신도 언젠가는 부패할 것이다. 영원히 존재하는 유기체는 없다.

재미 교포들이 가끔 고국에서 찾아온 부모님, 할머니 할아버지의 상을 뜻밖에 당하는 경우를 봤다. 미국의 대도시에는 한국인 장의사가 있으니 6,000달러 정도면 시신을 서울로 잘 모시고 갈 수 있다.

99세의 할머니를 오랫동안 모시고 살던 효성스러운 손자가 돌아가신 분을 잘 화장해서 상자에 담아 비행기 좌석 밑에 넣어 모시고 갔다. 당시 공항에 도착하여 세관을 거치는데 세관원이 수상하게 생각하여 "이 상자는 무엇이오?"라고 묻더란다. 그래서 "우리 할머니신데요."라고 말했더니 깜짝 놀란 세관원이 "에이, 빨리 모시고 가시오!"라고 했다는 이야기도 들은 적이 있다.

그러나 이 경우와는 반대로 미국으로 이민 온 자식들이 부모의 유골을 미국으로 모셔와 매장하는 경우도 있다.

우리나라는 작은 국토에 많은 인구가 살고 있어 살아 있는 사람이 쓸 땅도 부족한 마당에 무덤을 크게 만드는 비현실적인 관습으로 국토를 남용하고 있다. 화장을 하거나 납골당에 모시는 방법이 바람직할 것 같다. 다만 유골 몇 점이라도 남겨 놓으면 먼 후세에 후손들의 질병 유전 인자 연구에 의학적으로 도움이 될 수도 있을 것이다.

죽음에 이르지 않는 생명은 없다. 생을 모두 마감한 시신을 평화롭고 성스럽게 다루는 장례 문화와 그러한 직업을 가진 사람을 보면서 참 문화적이라는 느낌을 갖는다.


지난주, 뉴욕 시 맨해튼의 메디슨가에 자리한 '프랭클린 캠블'이란 장례식장에서 친구의 사랑하는 딸의 영결식이 있었다. 30대 초반에 가 버린 존 F. 케네디 주니어의 경우처럼 장래가 촉망되는 사람이었다. 여러 가지 재능과 아름다움, 그리고 사람을 사랑하는 마음을 지녔던 매우 정열적인 내과 의사였는데 너무도 아깝게 짧은 생을 마감하고 세상을 떠난 것이다. 사랑하는 부모와 남편, 친구들의 고통스러운 흐느낌 속에서 수천 송이의 하얀 장미로 뒤덮인 수풀 속으로, 아니 저 멀리 넓디넓은 평원, 푸른 하늘 아래 흰 눈에 덮인 콜로라도 산맥, 광활한 유타, 혹은 몬태나의 아름다운 아메리카 대륙 속으로 영원히 잠들어 갔다. 또한 그를 아끼던 사람들의 기도 속에서.

조용하고 고귀한 이런 장의 제도가 우리나라에서도 발전되어 간다면 천만다행일 것이다.

# 그대, 아직도 연기를 마시는가

2006년 초, 서울에서 있었던 고등학교 동기 신년 모임에 참석했다. 졸업식 이후 45년 만에 옛 친구들 앞에 모습을 나타낸 것이다. 연회장에는 120명에 가까운 동기들이 모여 있었다. 거의 반세기 만에 보는 정다운 얼굴들이다. 모두들 머리가 반백이 되었고, 개중에는 장·차관, 교수, 군 장성, 사업가, 변호사, 의사, 국회의원, 문학가, 그리고 은퇴한 사람들도 있었다. 현재나 과거의 신분을 떠나 우리는 모두 정다운 친구들이다.

은퇴라는 말이 주는 느낌은 한국과 미국에서 커다란 차이가 있다. 미국에서는 축하해 줄 일인데, 우리나라에서는 대개 너무도 젊은 나이에 회사를 그만두어야 하는 일, 또는 본의 아니게 직장을 그만두는 '실직'을 의미한다. 경험도 많고 한창 일할 팔팔한 나이인데도 젊은 사람들한테 밀려나야 하는 인생의 슬픔을 은근히 암시한다.

특히 의사의 경우는 65세 정년이 되어도 계속 일을 하지 않으면 폐인이나 다름없다고 느끼기 때문에 계속 일자리를 갖기 원한다. 85세인 의사 선배가 여전히 클리닉에 나가 소일하면 부럽게 느끼기도

하는, 그런 풍토다. 환자들에게 실수나 하지 않으실까?

그러나 우리나라에서나 미국에서나 한 가지 공통된 점은, 사람에 따라 차이는 있겠지만, 나이가 들면 앞으로 살아가는 동안 무엇을 먹고 무엇을 하며 살 것인가에 대한 두려움이 찾아온다는 것이다. 늙은 나이에 새로 사업을 벌여 성공하는 경우도 간혹은 있겠지만, 통계를 보면 대개는 그 반대의 결과가 나온다는 것을 알 수 있다.

증권 전문가인 친구가 단상에 올라가서 한마디 한다.

"나이가 우리처럼 되어서는 그냥 여러분들이 현재 가지고 있는 그 예금 통장을 잘 간직하는 것이 중요하지, 새로 너무 욕심을 부리고 위험한 일을 벌이지 말아요."

좋은 충고의 말이라고 생각한다.

어느덧 내 차례가 되었다.

"서윤석입니다. 여러분을 오랜만에 만나니 참 반갑습니다. 우리가 1961년에 졸업했으니 45년 만입니다. 저는 군의관과 무의촌 근무를 마치고 1972년에 미국으로 건너가 미시간 주의 디트로이트와 뉴저지 주에서 수련의 과정을 이수한 후 이비인후과 의사로서 미 중부에 있는 오하이오 주에서 살아온 지 30년이 되었습니다. 여러분들이 청소년 때의 모습과 많이 달라져서, 어찌 생각하면 우리가 젊었었을 때의 부모님들을 만나 뵙는 느낌입니다. 사람은 늙어 갈수록 옛 고향, 옛 친구가 더 그리운 법입니다. 앞으로 틈을 내서 고국을 자주 방문하여 여러분을 뵐 수 있게 되기를 기대합니다. 이처럼 환대하여 주셔서 감사합니다. 또 만납시다."

“한국말 안 잊어버렸네!”

한 친구가 하는 말이다.

수년 전 우리 병원에 뇌암에 걸린 환자가 찾아왔다. 한국 남자인데 미국인 여성과 결혼한 탓인지 교포들이 모인 자리에서도 늘 영어로만 떠들고 다녀 사람들이 지나치게 서구화된 사람이라고 얘기하던 사람이다. 그런데 이 환자가 중환자실에서 문제가 생겼다. 간호사들이 하는 말이, 환자가 뭐라고 소리를 치는데 도저히 알아들을 수 없다는 것이다. 가 보니 마지막 고통을 호소하며 때로는 욕을 하기도 하고 때로는 아버지같이 점잖게 훈계도 하는데 모두가 한국말이었다.

내가 사는 이 작은 도시에는 지금 모두 여섯 명의 한국인이 묻혀 있는데 이분이 결국 그 첫 번째 사람이 되었다.

이렇게 영어에 능통하던 사람들도 마지막 순간에는 오직 한국어로만 의사소통을 할 수 있는 것이다. 모국어가 무엇인지……. 미국에서는 심신이 노쇠하여 거동이 불편해지면 자식이 있건 없건 간에 거의가 양로원 신세를 지는데, 미국 양로원에 있는 한인 노인들도 우리말을 통역해 줄 사람이 반드시 있어야 한다는 생각이다.

모임에 참석한 우리 모두는 희망의 술잔을 들고 건배를 했다.

“99세까지 팔팔하게 살고, 이삼 일만 아프다가 사망합시다.”

암이나 다른 지병으로 고생하는 친구도 있고, 이미 가 버린 친구도 많이 있지만 그래도 우리는 이날 모두들 건강하게 오래오래 살고 싶다는 소망을 내비쳤다.

그렇지. 건강하게 오래들 살아야지. 지나친 음주나 담배를 삼가고……

고등학교 2학년 때 자주 가던 친구 집이 있었다. 남산으로 가는 길가에 있던 그 집에 자주 모여서 신세를 지곤 했다. 담배를 피우면 안 되는 나이였지만, 하루는 모두들 한 모금씩 빨아 보기로 했다. 호기심 많은 청소년 시절 아닌가. 마약을 시작하는 최초의 유혹도 이런 호기심에서 시작되는 경우가 많다. 친구가 주니까, 그것도 공짜로, 남한테 꿀리기 싫어서, 그렇게 말려들어 가는 쾌락과 즐거움이 환락의 길로 유혹하는 것이다. 모자를 눌러쓰고 청소년 관람 금지 영화를 보러 가는 등의 충동적인 행위를 즐기는 청소년 시절의 이야기다.

친구가 '팔 말(Pall Mall)'이라는 양담배를 준다.

"너 붕어처럼 빨지만 말고 연기를 쑤욱 깊게 들이마셔 봐!"

입에 물고서 뻐끔담배를 피우고 있는 나에게 친구가 방법을 가르쳐 준다. 나는 그가 하라는 대로 깊숙이 들이마셔 봤다.

"이거 뭐, 별거 아니네."

그러나 잠시 후 내가 얼마나 어리석었는지 알 수 있었다. 머리가 핑핑 돌고 구역질이 났다. 나도 돌고 방 안도 돌고, 그 안에 있는 사람들도 내 주위를 빙빙 돌았다. 하도 어지러워 그 자리에 그냥 주저

앉았다.

사람들은 좋은 것이든 나쁜 것이든 자신이 중독된 습관에 다른 사람을 끌어들이려는 습성이 있다고 한다. 마약을 하는 사람은 마약에, 도박을 하는 사람은 도박에, 술을 즐기는 사람은 술에, 춤을 추는 사람은 춤에 자기와 가까운 사람들을 끌어들이려고 하는 것이다.

중독성이 있는 이런 행위들이 무서운 것은 그 쾌감 때문에 어느 순간부터 그만둘 수 없다는 것이다. 처음에는 그럴듯한 꾐에 넘어가서 한두 번 시도해 보다가 결국에는 개인의 파멸은 물론이고 가족의 파괴, 더 나아가 사회적인 비극을 낳게 된다. 사회적, 윤리적으로 옳지 못한 것일수록 끊기가 더욱 힘들다.


나이가 어릴 때는 어른이 되고 싶어 한다. 담배를 피워 물면 어른이 된 기분이 든다. 게다가 금지된 일이니 더 하고 싶어진다. 니코틴의 위력, 그 중독성, 새 담뱃갑을 열 때의 즐거움, 할리우드의 여배우가 한 대 물고 피우는 그 멋, 한 대 꼭 피워야 글이 잘 쓰인다는 작가들, 길 가는 모르는 사람을 사귈 때 한 대씩 권하는 정겨움……. 그러나 담배에 얽힌 이 모든 아름다운 추억을 이제 잊어야 할 것 같다.

나이는 40대인데 피부는 60대 노인인 사람들이 있다. 아, 담배를 피우시는군요! 피부를 당기는 성형 수술을 하고 화장을 하기에 앞서 젊은 사람들이여, 담배를 끊으라!

나는 흡연이 몸에 해롭다는 이야기를 대학을 나오고 의사가 되어 군의관으로 일할 때에야 비로소 들었다. 대구 의무사령부 산하 육군 군의학교와 간호 사관학교 교관으로 있을 때였다.

선배 군의관의 제안으로 10여 명의 동료 군의관과 의정 교관들이 금연하기로 했다. 당시로서는 대단한 선견지명이었다. 그 후 몇 명의 동료 군의관은 평생 금연을 하게 되었다. 영어로 말하면 '차가운 칠면조(cold turkey)' 처럼. 이 말은 아주 냉정하거나 의지가 강하거나 차가운 성격의 소유자라는 뜻이다. 이런 특이한 사람들을 제외하고 대부분의 흡연자들은 담배를 끊기가 힘들다.

담배는 다른 중독 증세처럼 사회적인 범죄나 문제를 야기하지는 않는다. 그래서 흡연이 법적으로 완전히 금지되어 있지는 않다. 그러나 국민 건강에 지대한 영향을 미친다. 사람들에게 질병을 가져다주고 수명을 단축시키며, 의료 수가에 부담을 주고, 때로는 화재를 일으켜 귀중한 생명을 앗아 가기도 한다.


"이 병원에서는 왜 일일이 환자 방에 다니면서 닫배를 팔고 있습니까?"

전문의로서 1977년 여름 오하이오에서 처음 이비인후과 클리닉을 시작했을 때, 내가 병원 측에 항의했던 말이다.

"닥터 씨오, 병원이란 아픈 환자들에게 불편이 없도록 배려해야 하는 곳입니다."

이것이 당시 병원 당국의 대답이었다. 나는 담배의 해로움을 환자들을 통해 생생히 배운 사람이다. 수많은 아까운 생명이 담배로 인한 질병과 고통 속에서 죽어 가는 것을 내 두 눈으르 목격했다. 폐암, 구강암, 대장암, 방광암, 식도암을 비롯해 심장병, 고혈압, 뇌졸중, 폐기종, 소아의 이차적 호흡기 병 등…….

다행히 약 15년 전부터는 미국에서도 국가 차원의 금연 캠페인이 벌어지고 있다. 물론 우리 병원에서도 차츰 규율을 바꿔서 건물 내에서는 아무도 담배를 피울 수 없게 되었다. 추운 겨울철이 되면 담배를 피우는 사람들이 건물 밖에서 손가락을 바들바들 떨면서 몇 모금씩 담배를 빠는 모습이 불쌍하게 느껴진다. 레스토랑이나 비행기를 비롯해 이제는 모든 공공건물에서 금연이 실시되고 있다.

서울 근교 산의 등산로 입구에서 배낭을 메고 모여서 열심히 담배를 피우는 사람들을 보면 의아한 생각이 든다. 건강 때문에 등산을 하면서 어째서 여전히 담배를 피울까? 또, 폐와 기관지를 전공하는 동료 의사가 추운 겨울날 병원 건물 앞에서 파이프를 빨고 있는 모습 역시 딱하기는 마찬가지다. 그만큼 담배 피우기를 포기하기가 어렵다는 얘기다. 신경외과를 전공하는 한 동료는 병원 내 금연 규정이 선포된 이후 갑자기 은퇴해 버렸다. 혹 지나가는 길에 마주쳐 얘기라도 나누게 되면 여전히 줄담배를 피운다. 그런 그의 모습을 보면 '저 사람은 담배 때문에 일찍 은퇴했을 거야.' 하는 생각이 든다.


"선배님, 미시간에서 그쪽으로 내려가는 길인데 잠시 들러도 되겠습니까?"

후배인 닥터 문의 전화다. 스키를 좋아하는 사람인데 코가 하도 막혀서 지나가는 길에 검진을 받으러 들르겠다는 것이다.

마침 그가 온다는 날은 휴진일이었지만 클리닉에 나가서 그의 비강을 비롯하여 필요한 부위를 진찰했다. 진찰 소견은 아주 많은 폴립 덩어리로 콧속이 막혀 있었고, 폴립이 질기고 딴딴해 심상치 않아 보였다. CT 촬영 결과 폴립이 대단히 많이 퍼진 것으로 판명이 나서 우선 대학 병원에 가서 비경을 이용한 절제 수술을 받았다.

일반적인 폴립의 경우는 비교적 수술이 간단한데, 그는 의외로 출혈이 많았다고 한다. 더구나 수술 시에 하는 일차 조직 검사에서 암은 발견되지 않았으나 도립 유두종(Inverted Papilloma)의 가능성이 있다더니 며칠 후 최종 조직 검사에서 불행하게도 '진성 암'이 섞여 있다는 청천벽력 같은 진단을 받았다.

알레르기 환자에게 흔한 폴립은 보통 비경을 통해 조심스럽게 떼어 낸다. 그러나 도립 유두종이나 진성 암은 완치를 목표로 한다면 특별한 경우를 제외하고는 비경으로 다루기 힘들다. 얼굴에 큰 절개를 하고, 경우에 따라서는 안구도 떼어 내는 비정한 수술을 해야만 하는 어려움이 있다. 생명이 오가는 힘든 수술이라 의사들이 꺼리는 치료법이다.

수술 의사는 99퍼센트 떼어 냈다고 했지만 유감스럽게도 이 수술은 완치를 보장하지 못하는 치료를 한 셈이 되었다.

보강 치료를 서둘러야 했다. 큰 수술을 할 것인가, 아니면 대안으로 방사선 치료를 할 것인가……. 고민 끝에 방사선 치료를 하기로 결정했다. 대부분의 평편세포암에는 방사선 치료가 효과를 나타낸다.

그는 방사선으로 보강 치료를 받은 후, 다른 암 환자들처럼 매달 정기적인 진료를 받았다. 그러나 이상하게도 그의 경우에는 방사선 치료에 반응하지 않고 암세포가 계속해서 자라나고 있음을 알게 되었다. 의학적인 전문 지식이 많은 그는 텍사스의 유명한 암 센터로 갔다.

의사가 병에 걸리면 일반인들보다 몇 배 더 힘들다. 다른 사람의 건강엔 철저한 사람이 자신의 병에는 소홀할 가능성이 많고, 자신의 치료를 맡은 의사나 간호사의 지시에 귀를 기울이지 않는 경우도 있다. 치료하는 동료 의사들도 다른 환자를 다룰 때처럼 자유롭지 못할 수 있다.

그는 그곳에서 또다시 큰 수술을 받았다. 열두 시간에 걸친 대수술을 받고 우선은 회복되어 한숨 돌렸다. 모두들 완치되었기를 기도했다.

그러나 몇 달 후 받은 정기 검진에서 재발의 흔적을 보였다. 암은 정말 끈질기게도 그를 괴롭히고 있었다. 이후, 유전 인자 치료와 화학 요법, 식이 요법 등 가능한 모든 방법을 다 시도해 보았지만 이 모든 현대의학의 치료로도 완치될 가능성이 없는 막바지 상황이 되었다. 그러는 동안 환자와 그 가족이 겪어야 했던 고통을 이루 말로 표현할 수 없음은 물론이다.

코와 비강동은 뇌막의 중간 아래에 위치하고 그 양쪽에 눈이 자리 잡고 있다. 한쪽으로 치우친 이 악성 종양은 왼쪽 눈의 일부와 뇌막을 침범하기 시작했다. 생과 사를 결정하는 마지막 시도는 안구와 뇌막을 떼어 내는 험악한 수술이었다.

여러 생각 끝에 그는 평소에 자신이 편하게 환자를 보내고 받던 이비인후과 의사 슐러 박사가 근무하는 오하이오의 대학 병원으로 되돌아왔다. 세계적인 권위자인 슐러 박사에게 마지막 희망을 걸었다. 생명을 내건, 또는 불구가 될 수 있는 열여섯 시간에 걸친 수술……, 신경외과와 성형외과가 합동으로 벌인 장시간의 수술이었다.

"아이 헤이트 캔서, 테이크 아웃 올 오브 뎀!(암은 정말로 싫어요. 하나도 남김없이 떼어 주세요!)"

그가 수술 방에 들어가기 전 닥터 슐러에게 한 말이다. 무슨 희생을 치르더라도 암을 모두 제거해 달라는 부탁이다.

수술 다음날, 병원으로 그를 찾아갔다. 의사인 그가 한 사람의 환자로서 병상에 누워 있는 것을 보니 참으로 안됐다는 생각이 들었다. 더구나 나이도 오십밖에 안 되었는데……. 기관지 튜브를 목에 끼우고 있었고, 안구 적출로 한쪽 눈에 거즈가 덮여 있었다. 손과 발에도 상처가 있었는데, 조직을 떼어 얼굴 수술부의 재건에 사용한 흔적이었다.

"몹시 아프지는 않은가, 이 사람아?"

우리가 묻는 말에

"선배님들 오셨군요. 감사합니다, 이렇게 먼 길을 와 주셔서."라며 깍듯이 예의를 차린다. 나는 그의 고통이 심하지 않기를 바랐다. 그리고 마지막 카드인 이 적극적인 수술이 그의 병을 완치할 수 있기를 기도했다.

그는 며칠 후 무사히 퇴원하였으나, 그의 투병 생활은 계속되었다. 수술 후에 받게 되는 재활·화학 요법과 수술 부위의 국소적인 상처 관리가 뒤따랐다. 이제 그에게 필요한 것은 건강을 뒷받침할 영양 공급과 정신적인 보조였다. 다행인 것은 환자 자신에게 암을 이기고자 하는 굳은 의지가 있다는 점이었다.

그가 후일 우리에게 말한 적이 있다. 여행 중 혈압이 떨어져 기절할 때도 자기의 정신은 사람들과 같이 남아 있었고, 육신은 천길만길 낭떠러지로 곤두박질칠 때도 자기의 의식은 사람들과 같이 있었다고.

수술 직후 그가 당한 고통 역시 말할 수 없이 심한 것이었다고 한다.

"마취에서 깨어난 후 전신이 무척이나 아팠습니다. 말로는 표현이 안 되는, 그런 고통이었습니다. 아무리 진통제를 맞아도 고통이 가시지 않았어요. 저는 울었습니다. 그리고 빨리 고통을 없애 달라고 하나님께 기도했습니다. 그리고 또 울었습니다. 그런데 말입니다. 여러분들은 하나님을 믿으세요? 천사를 믿으세요? 그처럼 고통스러운 시간에 저에게 바로 그 천사가 찾아왔습니다……. 그리고 아픈 몸을 어루만져 주었습니다. '닥터 문, 이제는 너무 아파하지 않아도 됩니다. 내가 이렇게 오지 않았습니까!' 이러면서 하얀 옷을 입은 천사가 내 몸을 어루만져 주었습니다. 분명히 하나님께서 내게 보내 주신 천사입니다. 그러자 그처럼 많은 진통제를 맞고도 가시지 않던 고통이 한순간에 사라져 버리는 것을 느꼈습니다. 천사를 보내 주신 분에게 깊은 감사를 느꼈습니다. 외과 의사인 저로서는 이해가 안 되지만, 환자의 입장에서 제가 경험한 사실입니다. 몇 년이 지난 지금도 그날 일을 잊을 수 없어요. 어째서 그 순간부터, 천사가 내

손을 쓰다듬고 간 순간부터 고통도 덜해지고 이렇게 생에 대한 힘이 솟아나는 걸까요?"

그는 성공적인 마지막 수술 후 기후가 따뜻한 지역으로 이사했고 당연히 담배도 끊었다.

겨울철이면 해가 잘 안 나는 추운 지방에 사는 사람들은 우울증에 빠지기 쉽고 병의 회복도 느리다.

좋은 기후 덕분인지 그는 10년이 지난 지금까지도 건강한 모습으로 재발 없이 잘 살고 있다. 그 무서운 암을 강한 의지와 가족들의 사랑으로 이긴 셈이다.

"저를 보십시오, 여러분! 담배를 피우는 것은 건강에 나쁜 일입니다. 제가 겪은 이 고통을 보세요."

만나는 사람들에게 그가 하는 말이다. 여러 교회를 다니면서 간증을 하고 있어서 그를 본 사람도 있을 것이다.

수많은 환자를 보아 온 의사로서 나도 다시 한 번 말하고 싶다.

"담배는 건강에 나쁩니다. 모든 병의 원인입니다. 당장 끊으십시오."

얼마 전 그를 돌봐 준 닥터 슐러와 얘기를 나누게 되었다.

"그는 기적과 같이 견뎌 냈습니다. 그리고 운이 아주 좋은 편입니다."

또 한 분의 한인 의사도 비슷한 암이었지만 발견했을 때는 이미 뇌로 번져서 수술도 못 받아 보고 일 년이 못 되어 사망했다. 그 역시 담배를 많이 피우던 사람이다.

담배를 피우지 맙시다. 귀여운 아이들 옆에서도, 사랑하는 사람들 앞에서도 피우지 맙시다.

이 지구상에서 담배를 사라지게 합시다!

그래서 우리 모두 구구팔팔이삼사(99세까지 팔팔하게 살고, 2~3일만 아프다가 사망)합시다!

# 전신 마취 수술과 단트륨

한평생을 살아 나가면서 전신 마취를 한 번도 하지 않는 사람이 있는가 하면 몇 번씩 하는 사람도 있다. 의사가 수술을 하자고 하면 꼭 해야 할까 망설여지기도 하고, 만일 한다면 어디서 느구에게 받아야 할지 고민하기도 한다.

처음 미국에 와서 느낀 것 중 하나가 이 나라 사람들은 수술을 자주 받고, 의사의 판단에 이의 없이 믿고 따른다는 죤이다.

아침 일찍 병원 문을 들어서 의사 라운지에서 수술복으로 갈아입고 커피 한 잔과 도넛으로 가볍게 공복을 메우고는 수술실로 향한다. 대기실에서 기다리는 환자들을 간호사들이 순서대로 이름과 수술 스케줄을 확인하여 수술실로 옮긴다. 손을 씻고 환자가 누워 있는 수술실로 들어가면 마취과 의사가 환자를 잠재운다.

수술하기 전 일차적으로 할 일은 정맥을 찾아 혈관 통로를 마련하는 것인데, 간혹 가다 비만이거나 혈관에 병이 있으면 혈로를 찾는 데 진땀을 뺀다. 환자를 마취하기 전 근육 이완제를 즈사하고, 그 다음 순서로 기도 튜브를 넣어 기도를 확보하는 일이 두 번째로 중요한 마취의 과정이다. 그런데 이때 쓰는 약품 때문에 환자가 악성의 고열 증상을 일으켜 위험한 상태에 이르기도 한다.

이날은 세 번째 환자까지 모두 수술을 잘 끝내고 '오늘은 재수가 무척 좋은 날'이라 생각하면서 네 번째로 다섯 살짜리 환자의 편도선 수술을 시작했다. 마취가 잘 진행되었고, 멸균 시트로 드레이프를 하고 나서 머리에 헤드라이트를 얹고 수술에 임했다.

우선 목을 뒤로 젖히고 타월을 접어 등에 받쳤다. 그리고 구강구개기구를 치아 사이로 넣었다. 그런데 느낌이 좀 이상하다. 우선 상악과 하악이 잘 열리지 않았고, 이처럼 어린 나이의 환자들은 목이 비교적 나긋나긋한데 그러지 않았다. 여태까지 악성 고열증에 대해 다른 사람의 케이스를 이야기로만 들었지 실제로 경험하는 것은 처음이라 우선 마취과 의사에게 상황을 알렸다.

"환자가 좀 이상해요. 체온을 재 봅시다."

"수술을 시작할 때는 체온이 정상이었는데 지금 벌써 39도가 넘습니다. 맥박도 빨리 뛰고요."

머리에 떠오르는 것은 악성 고열 증상이다. 다행히 아직 메스를 대지는 않았다. 우리는 수술을 중단하고 환자를 깨워 회복실로 옮겼다. 그리고 병원 규정에 의해 수술실에 항시 비치하고 있던 단트륨을 정맥 주사 하고 글루코오스와 인슐린을 투여한 후 혈액 검사, 요도 튜브 삽입, 산소 호흡기 부착 등 필요한 응급조치를 취했다.

소아과 전문의와 내과 의사 등이 협조하였고 악성 고열증을 전문

적으로 상담하는 병원과 연결해 그들의 조언도 받았다. 이 환자는
다행히도 며칠 후 후유증 없이 회복되었다.

  단트륨이라는 약은 비교적 가격이 비싸다. 그리고 유효 기간이 짧
기 때문에 사용하지 않은 것이라도 새것으로 자주 바꾸어 주어야 한
다. 지난 이야기지만 서울에 있는 병원에 이 약이 없어서 미8군 병
원에 협조를 구하여 환자를 살린 일이 있었다.

  전신 마취의 경우 만 명 중 한 명꼴로 이런 반응을 일으킨다는 통
계가 나와 있다. 확률은 낮지만 막상 당하게 되면 이런 약을 미리 준
비하지 못한 의료 기관에서 수술받을 경우 사망할 가능성이 매우 큰
무서운 도박인 것이다. 그냥 두면 80퍼센트가 사망하지만 적절히
치료하면 사망률을 10퍼센트로 줄일 수 있다.

  혹시 가족 가운데 이런 증세를 보인 적이 있는 환자가 수술이 꼭
필요한 경우에는 가능한 한 근육 이완제 사용을 줄이고 미리 단트륨
을 주사하면서 수술을 진행할 수도 있다.

  이 증상은 근육에서 나오는 칼슘 대사의 이상으로 이산화탄소 수
치가 올라가고 고열이 나면서 전해질, 마이오글로불린, 심전도에 변
화를 일으켜 결국은 심장 정지로 사망에 이르기 쉽다. 19번 유전자
의 수용체에 이상이 있기 때문에 나타나는 증세라는 설도 있는데,
근육 조직 검사로 그 가능성을 찾아낼 수도 있다. 근육 검사에는
500밀리그램 정도의 근육이 필요하기 때문에 몸무게가 최소한 20
킬로그램 이상인 사람만 검사를 할 수 있다. 검사비도 비싸지만 미

국에서도 여섯 곳의 센터에서만 할 수 있다.

마취과 의사나 외과 의사들은 이것이 만 명에 한 명꼴로 나타나기 때문에 언젠가는 이런 환자와 맞닥뜨릴 가능성이 있으니 불안해한다. 그리고 비슷한 증세를 나타내는 환자만 보아도 악성 고열 환자가 아닌가 불안해하기도 한다.

'재수 없으면 죽는 것이지.' 하고 묻어 버릴 수만은 없는 일이다. 미국에서도 1960년대에 처음 이런 증상에 대해 알게 되었고 1979년경에야 비로소 그 치료법을 보편화했다. 우리나라도 전신 마취를 행하는 모든 병원에서 이 증상에 대한 준비를 해야 할 것이다. 과거에 가족 가운데 수술 도중이나 수술 후에 원인 미상으로 사망한 병력이 있는 사람들은 이런 문제점을 인식하고, 수술할 경우 병원에 단트륨이라는 약이 준비되어 있는지 확인한 후 수술받을 것을 권한다.

우리 인근 동네에 베러호프라는 가족이 산다. 그 가족의 피가 섞인 환자가 수술을 받게 되면 이 증세에 대해 백방으로 예방과 치료를 위한 준비를 하고 나서 수술에 임한다. 증세를 일으킬 가능성이 있는 약물을 가능한 한 사용하지 않고, 그에 앞서 될 수 있으면 수술하지 않도록 최선을 다한다.

단트륨은 값이 비싸기 때문에 각 병원에서 그것을 늘 준비해 둘 수 있도록 보험 당국이 혜택을 주어야 할 것이다. 그것은 우리의 생명과 직결되는 문제이고 누구에게 닥칠지 모르는 일이기 때문이다.

약물 하나로 사망률을 크게 줄일 수 있음에도 준비가 되지 않아 아까운 생명을 잃는다면 참으로 안타까운 일이 아닐 수 없다.

# 병원에 불이 났을 때

세상에는 예기치 못한 사고가 일어나는 경우가 있다. 홍수나 화재 같이 미리 예방할 수 있는 재해도 있지만 지진이나 허리케인, 태풍, 해일같이 인간의 능력으로는 도저히 어쩔 수 없는 경우도 있어서 수많은 인명 피해와 재산 손실을 입게 되는 것이다.

화재는 우리가 예방할 수 있는 것 중 하나지만, 관리가 소홀하면 그 틈을 타 종종 발생한다. 특히 병원과 같이 거동이 불편한 사람들로 가득한 곳에서 화재가 발생하면 그 피해가 상상을 초월할 정도로 심각할 것이다.

무슨 재앙이든지 한 가정, 한 동네, 한 도시, 더 나아가서 국가적인 차원에서 평소에 준비가 되어 있어야 함은 삼척동자도 다 아는 사실이다. 1960년대 대연각 호텔 화재, 1990년대 삼풍 백화점 붕괴, 2003년 대구 지하철 화재……, 이런 재앙들은 평소 철저한 점검과 사고에 대한 대책 마련이 되어 있었더라면 희생을 많이 줄일 수도 있었던 것들이다.

우리나라나 외국이나 병원의 규모가 점점 커지고, 각종 화학 섬유로 된 카펫이나 여러 가지 화학 약품, 전자 치료 장비가 가득 차 있는 상황에서 만일 화재가 발생하면 수많은 환자들을 대피시키는 데 큰 어려움을 겪을 것은 불 보듯이 뻔한 일이다. 그런 점에서 병원 건물은 설계 당시부터 재난에 대비할 수 있는 구조와 시설을 갖추어 지어야 한다. 또한 전 직원을 대상으로 정기적인 화재 예방 및 대피에 관한 교육이 이루어져야 한다. 구체적으로는 그 과정을 일련의 시나리오로 만들고, 재난 시 환자 분류와 효과적인 건물 탈출, 환자를 이송할 인근 의료 시설의 확보, 원활한 이송을 위한 운송 수단 준비, 그리고 이 모든 것을 담당할 책임자 이하 조직의 구성 등이 필요하다.

미국에서는 재난이 발생하면 피마(Federal Emergency Management Agency. 연방 재난 관리국)의 지휘 아래 경찰이나 군대가 파견되어 사태를 수습하며, 각 주의 주지사나 시장의 협조를 받는다.

내가 의사로 일했던 병원에서 경험한 화재 사고에 대해 적어 보거니와, 병원에서 일어나는 재난에 대비하는 데 참고가 되었으면 한다.


어느 날 오후 네 시경, 대개 아침 일곱 시부터 시작되는 수술실 스케줄이 대부분 끝나고 내가 있는 6호실에서만 오후 두 시부터 시작된 수술이 한창일 때였다. 환자는 67세 된 남자로, 술과 담배를 많이 하던 사람이었다. 그가 지난주 쉰 목소리로 나를 찾아왔을 때는 성대 암이 이미 상당히 진행되어 방사선 치료만으로는 치유가 불가능한 상태였다. 목소리를 내는 성대라는 기관은 2~3센티미터의 아주 작고 섬세한 매끄러운 줄이라고 할 수 있기 때문에 조금만 이상이 있어도 음성이 변한다. 그래서 성대암의 경우 조기에 발견이 가능하고 이비인후과를 찾아가면 효과적으로 완치에 가까운 치료를 할 수 있다. 그런데도 이 환자는 술을 즐기고 계속 담배를 피우면서, 간호사인 부인이 의사한테 가자고 해도 말을 듣지 않고 고집을 부리다가 결국 성대암 3기가 되어서야 찾아온 것이다. 조직 검사에서 평편세포암으로 확진이 됐고, 성대 전체 적출 수술을 하면 병이 완치될 수 있는 케이스라 그 수술을 하고 있었다.

수술복을 입고 내 조수인 간호사 두 명과 수술실에서 도와주는 간호사 한 명, 마취 의사, 그리고 나, 이렇게 다섯 명이 일하고 있었다. 대학교 4학년이며 의과 대학 진학을 준비하고 있는 딸아이가 마침 방학이라 수술을 어깨너머로 보기 위해 그곳에 들어와 있었다.

암세포는 성대 깊이 연골 가까이까지 침범해 있는 상태였다. 성대를 전부 떼어 낸 후, 다음 단계로 수술 부위에 암의 씨앗이 남지 않도록 물로 깨끗이 씻어 내고 있었다. 이제 남은 과정은 인두를 재건하고 피부를 다시 봉합하는 것뿐이었다. 그래도 아직 한 시간 반 정도는 더 있어야 수술이 끝날 상황이었다. 그때 "딩딩……" 하고 벨이 울리기 시작했다. 일상적인 화재 훈련으로 한 달에도 한두 번씩 벨이 작동하기 때문에 이날도 그렇겠거니 생각하고는 수술을 계속했다.

그런데 보통 2~3분이면 그치는 소리가 계속되고 수술실 복도에서 사람들이 뛰어다니는 소리가 쿵쿵 들리고, 아무래도 분위기가 심상치 않았다. 곧이어 간호사 하나가 문을 반쯤 열고는 이것은 연습이 아니고 실제로 병원 내에 화재가 발생했다고 말한다. 우리가 일하고 있는 수술실은 일 층인데 그 아래 지하 세탁소에서 원인 모를 불이 나서 지하층을 태우고 있고, 지금 소방대원들이 쫙 깔려서 진화 작업을 시작했다는 것이다,

　나는 부랴부랴 손놀림을 빨리하면서 수술을 서둘러 끝내려고 했다. 그러나 아무리 서둘러도 마음만 더 조급해질 뿐, 속도가 크게 빨라지지는 않았다.

　또다시 누군가가 수술실 문을 열고 상황 보고를 해 준다. 지하에서 올라온 연기가 환기통을 타고 수술실로 들어오기 시작했으며 각 병동마다 환자를 건물 밖으로 이동시키기 시작했다고 한다. 우리가 수술실에 갇혀 있는 것을 알고 젊은 외과 의사인 닥터 말라야가 들어와서 도와주겠다고 한다. 그런 어려운 상황에서 환자를 위하여 솔선수범해서 그 불구덩이로 들어온 그의 마음 씀씀이에 고마움을 느꼈다. 자기희생을 각오하고 이처럼 다른 사람을 돕는 사람이 있어서 이 세상은 살아갈 만한 것이다.

　마취 의사와 나는 서서히 스며드는 연기를 감지하고는 일단 수술을 중지하고 닥터 말라야의 도움을 받아 피부를 대충 큰 바늘로 봉합하고 멸균 타월을 덮고 환자를 데리고 밖으로 나갈 준비를 서둘렀다. 불길이 방으로 들어와 산소통이 폭발하기 전에 앰뷸런스를 동원하여 인근에 있는 다른 병원 수술실로 옮기는 데 스태프들이 합의하고 그 준비에 들어간 것이다. 전신 마취 상태인 환자를 정맥 주사와

휴대용 산소통, 그리고 모니터에 의존해 다른 병원으로 옮길 차비를 서둘렀다. 그리고 견학차 와 있는 딸아이를 내보냈다. 우리는 끝까지 환자와 생사를 같이하는 것이 당연하지만 아직도 젊고 갈 길이 먼 학생인지라 겨우 달래서 등을 떠밀어 내보냈다. 그 아이는 이날 수술실에서는 나왔지만 병원 내부에서 계속해서 환자들의 이동을 도왔고, 이런 경험을 나중에 의과 대학 입학자 선발 과정 인터뷰에서 이야기할 수 있어 입학에 도움이 되었다. 아마도 이처럼 병원에서 일어나는 화재는 드문 일이니 후일 의사로 생활하면서 두고두고 기억이 날 것이다.

앰뷸런스에 올라탄 사람은 마취 의사 닥터 슈와 환자 기록부를 움켜쥔 수술실 간호대장, 그리고 환자와 나였다. 앰뷸런스가 다른 병원에 도착했을 때 그곳에서는 모든 준비가 이미 끝나 있었다. 환자를 수술실로 옮겨 눕히고 다시 드레이프(Drape. 수술하는 동안 절개 부위를 살균하기 위해 붙이는 천이나 종이)를 하고 수술복, 수술 장갑과 마스크를 착용하고 남은 수술을 끝마쳤다. 다행히 나는 양쪽 병원 모두에 스태프 자격이 있었기 때문에 아주 편리했다. 그렇지 않으면 옮긴 병원에서는 그 병원의 스태프인 다른 이비인후과 의사가 넘겨받아 집도해야 한다. 이 모든 과정을 겪으면서 나는 이런 시설과 제도하에서, 그리고 이렇게 대단한 직업 정신을 가진 사람들과 일한다는 사실이 자랑스럽게 느껴졌다. 세계 여러 나라에서 아픈 사람들이 이 나라로 몰려오는 것은 이런 이유에서인지도 모른다.

우리나라에서도 이처럼 철저한 직업 정신을 가진 의료인들이 더 어려운 여건을 무릅쓰고 환자를 돕고 있으리라고 생각하지만, 시설과 제도가 미비하고 교육도 부족해 막상 이런 상황이 벌어지면 어떻게 될 지 걱정이 앞선다.

마취에서 깨어난 환자는 성대를 잃어 말은 하지 못하지만 상태는 좋았다. 병원 A에서 수술실에 들어갔는데 병원 B에서 눈을 떴으니 그에게 자세한 설명이 필요한 것은 당연한 일이다. 다음날 아침, 충분히 의식이 회복되자 설명을 해 주었다. 그러고 나서 연필과 종이를 주고 하고 싶은 얘기를 적으라고 했더니 그는 '불이야!' 라고 써 놓고는 나를 보고 웃는다.

그는 이미 알코올 중독 상태다. 이런 경우 알코올을 섭취하지 않으면 'D.T.(Delirium Tremens. 알코올 금단 증상 중 가장 심한 상태로, 의식의 혼탁, 환각, 망상, 떨림, 초조, 수면 장애, 자율 신경 항진, 불안정한 혈압 등의 증상이 동반된다. 치료를 하지 않으면 치사율이 15~20퍼센트에 달한다.)' 라는 위험한 고비를 맞게 된다. 내과 의사에게 이에 대비한 치료를 맡기는 것으로 환자에 대한 처치를 마무리했다. 그는 상태가 안정되자 원래 입원했던 병원으로 다시 이송되었다. 그 부인이 은퇴 전 근무하던 병원이어서인지 환자가 그곳을 편안해했기 때문이다.

병원은 다행히 지하층만 전소되었다. 당시 8층 중환자실과 7층 심장 수술 병동에 있던 환자들은 끝내 옮기지 못했으나, 다행히 불길이 거기까지 미치기 전에 진화되어 문제가 생기지 않았다. 화인은 담뱃

불로 인한 것인지 오래된 전깃줄에 의한 누전인지 아직도 모른다. 화재 시 잔디밭으로, 또 다른 병원으로 이송되었던 환자들도 모두 무사히 되돌아왔다. 사상자는 한 사람도 없었다. 연기로 뒤덮였던 수술 장비는 일부는 폐기 처분 하고 일부는 소독하여 활용하게 되었다.

신문과 텔레비전 보도에 병원장이 나와, 평소에 화재 대비 훈련을 철저히 시행해서 피해를 막을 수 있었다고 자랑하기도 했다.

당시 내가 수술했던 환자의 이야기를 조금 더 해 보자.

아내에게 이끌려 수술을 받은 후 그는 암세포가 임파선에 전이되는 것을 막기 위한 방사선 치료를 받았다. 그리고 몇 개월에 한 번씩 재발 여부를 검사했고, 1년에 한 번씩은 가슴 사진을 찍었다. 그는 성격이 괴팍하고 야비한 사람으로 착한 아내에게도 무례한 행동을 밥 먹듯이 했다.

그러던 어느 날 그가 인공 성대에 대고 나에게 무어라고 말을 한다. 자세히 들으니 "땡큐, 닥터 씨오!"라는 소리다. 그에게 대답했다. "유 아 웰컴!"

그렇게 정기적으로 4년을 넘게 오던 그가 어느 날 소식이 끊겼다. 등록 암 환자의 기록을 갱신하기 위해 설문서를 작성해 그의 주소로 전화도 하고 편지도 보냈지만 연락이 되질 않았고, 그렇게도 평생 남편을 사랑하며 돌보던 부인 역시 연락이 닿지 않는다.

그들이 아직도 무사할까? 그들이 혹시 그 나이에 이혼이라도 한 것은 아닐까? 아니면 알코올 중독이 재발해 모든 것을 포기하고 술만 마시고 있는 것은 아닐까? 여러 가지 생각이 들었다.

불길에 싸인 병원에서 그를 구출한 덕분에 아마도 암의 완치는 이루어진 것 같은데……. 결국 그는 이제 이 세상 사람이 아닌가? 아직도 의문이다.

# 트라우마 센터의 필요성

1963년 가을, 케네디 대통령이 텍사스 댈러스에서 오스월드가 쏜 총탄에 맞아 쓰러진 사건을 모두들 기억하고 있을 것이다. 그 길 가에는 케네디를 기리는 비석이 서 있고 여전히 방문객이 많이 다녀간다.

멋진 헤어스타일에 잘생긴 데다가 젊고 아름다운 부인을 두어 많은 이들의 호감을 샀던 그가 그렇게 허무하게 쓰러지는 것을 보면서 전 세계 사람들이 가슴 아파했다. 총탄이 머리를 꿰뚫었으니, 제아무리 훌륭한 시설과 의술을 갖춘 병원이라 할지라도 그를 구할 수는 없었으리라.

지난 2004년, 미국 대통령 선거전이 한창이었을 때. 민주당의 존케리 후보와 공화당의 조지 부시 대통령이 각축전을 벌였다. 오하이오 주에서 이기는 후보가 당선될 것이라는 통계가 나왔다. 부시 대통령이 내가 사는 조그마한 타운을 세 번이나 방문한 것도 그런 이유에서였다. 보수파 기독교인들이 가가호호 방문하여 팸플릿을 돌리며 법이 허용하는 범위 안에서 유권자들을 설득했다.

현직 대통령의 방문 계획이 알려지자 이곳의 의사들(300명 정도)도 준비를 시작했다. 내가 일하는 세인트 리타스(Saint Rita's) 병원에서는 만일의 경우에 대비해 병실 하나와 수술실을 비워 놓고 우수한 간호사들과 마취과 의사, 흉부외과 의사, 신경외과 의사 등을 대기시키는 등 만반의 준비를 갖추었다. 수혈에 필요한 혈액은 대통령 자신이 늘 가지고 다닌다. 드디어 부시가 나타나자 헬리콥터가 병원 주위를 맴돌고 병원까지 오는 길목은 차량의 통행이 제한되었다. 사람들이 그를 보기위하여 모여들었고 인기가 상승해 결국 당선되었다.

대통령이 사고를 당할 경우 응급 처치를 받을 수 있도록 준비를 갖추어 놓는 것은 당연하지만 이 미국이라는 나라는 일반인들도 총상을 입거나 교통사고를 당했을 때 효과적으로 치료를 받을 수 있는 일명 '트라우마 시스템(Trauma System)'이 아주 잘 발달해 있다.

얼마 전 한국에서 일하는 선배 의사가 우리나라에 트라우마 시스템이 결여된 것에 대해 매우 안타까워하는 것을 본 일이 있다. 그래서 교통사고 환자의 사망률이 미국이나 일본의 세 배나 된다는 것이다. 즉, 교통사고로 중상을 입은 환자의 경우 우리나라는 그 사망률이 50퍼센트나 되지만 선진국은 10퍼센트 미만이라는 것이다. 특히 소아 교통사고 사망률은 세계 1위를 나타낸다. 미국에서는 아이들이 자동차를 타면 반드시 카시트에 앉히도록 엄격히 규제한다. 그렇다고 우리나라가 당면한 이 문제가 의술의 결핍 때문이라고는 생각하지 않는다. 그보다는 의료 행위가 원활하게 유통될 수 있는 시스템의 결여, 정부 정책의 부재 때문에 아까운 생명을 잃고 있다는 이야기다.

1972년 당시, 일반 외과 수련의였던 나는 디트로이트 웨인스테이트 병원에서 트라우마 요원으로 근무했다.

12명이 밤과 낮으로 조를 짜서 대기했다. 교수들도 당번제로 대기한다. 앰뷸런스가 도착하기 전부터 완벽하게 준비되어 있는 상태에서 환자가 도착하면 한순간도 허비하지 않고 치료에 임한다. 그런데 우리나라에서는 주말이면 의사를 찾기가 힘들다고 한다. 병실도 부족하고 의사를 만나려면 오랜 시간 기다려야 한다. 의사들이 환자의 증세와 경과에 대해 친절히 이야기해 주지 않는다는 말도 많이 들린다.

이에 비해 미국은 환자들의 천국이다. 응급실에 나타난 환자는 돈이 없어도 치료해 주어야 한다. 아무리 작고 외진 농촌이라도 헬리콥터가 출동하여 환자 수송은 물론 응급 치료도 해 준다. 운송비는 보험이나 정부에서 보조해 주고 환자도 일부 부담한다. 지역마다 응급 시설을 갖춘 병원들이 레벨 1, 레벨 2 등의 등급으로 나뉘어 조직적으로 환자를 주고받는다. 이것은 시스템을 만든 정부와 의사회, 특히 외과 의사회의 공이 크다.

내가 일하던 병원은 레벨 2다. 여기서 해결이 안 되는 환자는 레벨 1로 옮겨진다. 그렇기 때문에 이런 응급 시스템에 소속된 병원은 헬리콥터를 소유하고 있다. 응급 의료 시스템에 소속되면 해마다 얼마만큼의 보조금이 나온다. 따라서 이런 병원들은 극빈자도 돌봐 주어야 하는 책임이 있는 것이다. 대신 병원은 세금 혜택을 받기도 한다. 트라우마 센터로 지정된 병원은 신경외과 의사와 흉부외과 의사가 항상 대기해야 한다. 트라우마 환자는 수술에도 우선권이 있다.

1980년대 레이건 대통령이 80의 고령에 존 힝클리가 쏜 총탄을 가슴에 맞고도 살아날 수 있었던 것은 이렇게 잘 갖추어진 트라우마 시스템 덕분이었다.

한국에서는 감기만 걸려도 시설이 좋고 믿음이 가는 몇몇 큰 병원에 간다고들 이야기한다. 그러나 그런 병원에도 진정한 트라우마 시스템은 없다고 봐야 한다. 트라우마 시스템은 한 병원의 노력으로 해결되는 문제가 아니기 때문이다. 모든 도시에 집단 협력 시스템이 갖추어질 때에만 가능한 일이다.


동료 의사 하나가 운전 중 졸다가 중앙선을 넘어 트럭 밑에 깔리는 사고를 당한 적이 있다. 골반과 늑골, 한쪽 대퇴부, 왼쪽 상체 등에 심한 골절을 입은 복잡한 케이스였다. 사고 장면을 목격한 사람들은 그 정도로 부서진 자동차에서 사람이 살아 나왔다는 것이 기적 같다고 한다.

그가 레벨 1 병원에서 퇴원하여 물리 치료차 우리 병원에 왔을 때 다른 의사들과 함께 그와 마주쳤다.

"하이, 밥!"

우리와 반갑게 인사를 나눈 후 그가 나에게 말했다. 사고 후부터 한쪽 귀가 잘 안 들리는데 치료 방법이 없겠느냐는 것이다. 그에게 몇 가지 질문을 한 후, 좀 더 심각한 부상을 먼저 치료하고 나서 순차적으로 해결하자는 결론을 그와 함께 내렸다. 그를 만난 후 나는 만일 그와 같은 일을 우리나라에서 당했다면 과연 살 수 있을까, 잠시 생각해 보았다. 그리고 동료들과 함께 걸어가면서, 큰 차를 타고 다녀야겠다는 이야기를 농담처럼 했다.

"어떤 차가 안전할까요?"

"뭐, 벤츠 500이나 베엠베 7 시리즈, 렉서스 430, 볼보, 이런 차들 아니겠어요?"

그러자 구두쇠로 소문난 마취과 의사가 말한다.

"그런 차들은 모두 비싸요. 나는 15년 된 고물 캐딜락을 타고 다니는데."

"그렇게 낡고 오래된 차를 타고 고장 날까 봐 무서워 어떻게 먼 거리를 뛰겠나."

모두 함께 웃었다.

그러나 자동차를 탓하기 전에 음주 운전 예방 제도와 교통사고 방지 시스템을 강화하는 한편, 사고에 신속히 대처할 수 있는, 미국과 같은 트라우마 시스템이 우리나라에도 갖추어지길 갈망한다.

# 장기 기증

1960년대 말, 미국에서 최신 교육을 받고 돌아와 국내 최초로 신장 이식을 시도하던 젊은 의사들이 각광받던 생각이 난다.

오늘 아침에도, 헬리콥터를 타고 온 장기 적출 팀이 수술실에 들어가 교통사고로 사망한 젊은 여인의 사체에서 간과 심장, 신장, 각막, 심지어는 대장과 폐, 대퇴부의 근막, 연골까지 떼어 가느라고 바쁘다. 이미 죽은(뇌사) 사람이지만 장기가 손상 없이 적출될 때까지 마취사가 산소를 공급하고 혈압을 유지하느라고 애를 쓴다. 멸균된 얼음통에 필요한 장기가 채워지면 조금도 지체하지 않고 곧바로 들고 나간다.

수술실을 들여다본 내 느낌은 꼭 역겨운 냄새를 풍기는 염라대왕의 사자들을 만난 것 같다. 사체의 부검조차 꺼리는 문화에서 자란 나 같은 사람에게는 달갑지 않은 장면이다.

인턴 시절, 당직을 서는 중에 환자가 사망하면 환자 보호자에게 직접 전화를 걸어야 했다. 그리고 그들에게 사망 사실을 통고하면서 부검에 대한 허락 여부를 물어보게 되어 있었다. 그때마다 항상 느끼는 것은 미국 사람들이 사체 처리에 대해 상당히 현실적이면서도 진보된 의식을 가졌다는 점이었다.

장기를 남에게 내놓는 경우를 몇 가지로 구분할 수 있다. 첫째, 사인에 관계없이 의학 발전을 위해 몸 전체를 해부학 교실에 기증하는 경우, 둘째, 사망의 원인을 확인하기 위해 하는 부검, 셋째, 산 사람이 자신의 몸의 일부를 다른 사람에게 주는 경우, 마지막으로 사망 후 쓸모 있는 자신의 신체 일부나 전체를 남에게 주는 경우(일정한 연령, 질병의 종류 등 규정에 맞는 장기여야 함) 등이다. 아무리 자신의 신체라 하더라도 적절한 검사 없이 마음대로 남에게 주지는 못한다. 특히 나이가 많거나, 암이나 급·만성 질병을 가진 사람은 장기를 남에게 이식할 수 없다. 미국에서는 만 16세가 지나면 운전면허를 딸 수 있다. 청소년들이 누리는 가장 큰 기쁨의 하나가 자동차를 운전해 친구들과 여기저기 다니는 것이다. 그런데 운전면허증에는 장기 기증 여부를 꼭 기입하게 되어 있다. 내 아이들도 기증에 동의한다고들 적었다. 부모의 입장에서 볼 때 좀 섬뜩한 기분이 들어 꼭 그래야 되겠느냐고 물으니 모두들 똑같은 대답이다.

"아빠, 죽으면 필요도 없는데 필요한 사람에게 주는 것이 옳지 않겠어요!"

하긴, 그게 옳은 생각이구나……. 특히나 젊은 사람의 장기는 더 유용한 것이다.

당뇨가 심한 데다 신장병이 있어 평생을 일주일에 세 번씩 새벽에 병원에 가서 투석을 받으며 고생하던 환자가 교통사고로 죽은 젊은 남자의 신장을 이식받아 고통에서 벗어난 경우를 보았다. 그들 가족에게 그 장기는 하나님이 주신 커다란 선물이다. 딸아이가 아버지에게 신장을 떼어 주는 경우도, 아내가 남편에게 신장 하나를 떼어 주는 경우도 모두 아름다운 인간의 사랑하는 모습들이다.

줄기세포의 배양이나 다른 동물의 장기 사용, 그리고 불치병을 예방할 수 있는 유전 공학의 진보 등 현재의 의학이 목표하는 희망 사항은 여러 가지다. 그러나 그 꿈이 실현되기까지는 아직도 시간이 많이 필요한 것 같다. 그런 상황에서 현실적인 해결책은 장기 기증 운동이 확산되어 많은 사람들이 이러한 사고방식을 공유하는 것이다. 아주 오래전부터 이런 현명한 생각을 하며 살아온 평범한 환자의 이야기를 하려 한다.

1978년, 내 진료실에 61세 된 독일계 백인 여성 환자가 찾아왔다. 그동안 자신을 맡았던 이비인후과 의사가 정년 퇴직을 했단다.

이 환자는 오토스클리로시스(otosclerosis. 이경화증)로 후천적인 청력 손실을 입은 사람이었다. 이 병은 중이와 내이가 연결되는 부분인 스테이피즈(Stapes. 등골)가 딱딱해지는 것으로 주로 20~30대 여성에게서 자주 발생하는데, 그녀의 경우는 두 번째 아이를 임신했을 때부터 귀가 어두워지기 시작했다고 한다. 그녀는 1950년대에 당시 이비인후과의 세계적인 권위자였던 샴보라는 의사에게서 후천성 청력 손실을 회복하기 위한 최초의 수술법인 페네스트레이션(Fenestration. 내이개창술)이라는 수술을 한쪽 귀에 받았고, 그 15년쯤 후에는 스테이피덱토미(stapedectomy. 등골절제술)라는 다른 방식의 수술을 다른 쪽 귀에 받았다. 그런데 먼저 받은 수술은 치료 효과도 적을뿐더러 귀 속에 큰 공백을 남기기 때문에 평생 동안 의사가 정기적으로 귀 청소를 해 주어야 한다. 학교 영어 교사로 일하는 그녀는 두 번째 수술을 받은 쪽으로 살고 있다.

의학의 발전과 더불어 치료법도 변화를 거듭하고 있다. 재수가 나쁘면 남들보다 먼저 치료받은 결과가 손해가 되는 경우도 있다. 그녀의 한쪽 귀가 바로 그 대표적인 사례다.

"닥터 씨오, 귀를 청소하러 왔습니다."

단정한 차림의 그녀가 들어선다. 그녀가 우리 클리닉에서 치료를 받은 것이 어느새 28년째다. 그녀도 이제 90 가까이 나이가 들었고, 오래전에 교직 생활을 끝내고 은퇴했다. 3년 전, 그녀는 후일 사망하면 자신의 귀와 두개골 일부를 하버드 대학 산하 개사추세츠 종합 병원(Massachusetts General Hospital)의 귀 연구 기관에 기증하겠다고 약속했다. 50년도 더 전에 수술받았던 그녀의 귀를 연구할 수 있도록 하겠다는 것이다. 훗날의 의학 발전에 도움이 될 것이라 생각하는, 사려 깊은 그녀의 결정이다.

은퇴할 날이 가까웠던 나는 관련된 모든 기록을 그녀에게 넘겨주고, 병부 일지와 소견서는 매사추세츠 종합 병원으로 보냈다. 그리고 생존하는 그날까지 그녀를 돌봐 줄 젊은 의사를 소개해 주었다. 심근 경색과 안면 신경 마비로 고생하는 그녀는 아마도 오래 살기 힘들 것이다. 그러나 90이 넘은 나이에도 맑은 정신으로 의학 발전을 위해 자신의 장기를 기증하겠다는 사려 깊은 결정을 한 그녀가

말할 수 없이 존경스럽다. 미국이라는 나라가 세계 의학의 첨단을
걷고 있는 것도, 그렇게 다른 사람을 사랑하는 진실한 기독교 정신
과 과학적인 사고방식을 가진 사람들이 많기 때문이 아닐까?

# 클린턴 대통령의 심장

1998년 1월 12일 『워싱턴 포스트』의 보도로 촉발된 클린턴 대통령 탄핵 사건은 1999년 2월 12일 상원 표결에서 탄핵안이 부결됨으로써 그 종지부를 찍었다. 정치인의 사생활이 표견에 드러나 사람들의 관심을 모으는 것은 흔한 일이지만, 그에게 반대하는 보수파 공화당 정객들의 시선은 날카로웠다. 더구나 신성해야 할 백악관 집무실에서 미모의 젊은 여인과 성행위를 감행했다는 것은 웃어넘기기에는 너무 심각한 사건이었다.

우리나라 왕실에서도 후대 정객들에게 폭군이라고 낙인찍힌 연산군이 궁녀와 기생들을 대상으로 성추행을 했다는 설이 있다. 물론 사실인지 모함인지는 확실히 밝혀진 바 없다. 그 어느 나라에서나 정치인들이 개입된 사건에는 그것을 정치적 독적에 이용하려는 사람들이 꼭 있게 마련이다.

케네디 대통령처럼 젊은 나이에 대통령에 당선된 클린턴에게는 항상 스캔들이 따라다녔고 이번 사건도 그런 것들 중의 하나였다. 더구나 그는 재판정에서 선서 후에 위증까지 하게 됨으로써 사건이 일파만파로 확대되어 매우 난처한 지경에 이르게 되었다. 보통 사람이라면 견딜 수 없을 정도의 수난을 당하는 그의 모습을 사람들은 TV를 통하여 매일같이 지켜봤다. 저 사람이 과연 이겨 낼 수 있을까?

정신과 의사인 한 친구는 "정신력은 참 강한 사람이야. 저렇게 견디어 내고 있으니……."라고 말하기도 했다. 그렇다. 부인과 딸에 대한 부끄러움, 그리고 국민들의 눈……. 그의 고통은 말하지 않아도 상상할 수 있었다.

"당신은 그 여인, 모니카 르윈스키와 섹스를 했습니까?" "나는 섹스를 하지 않았습니다, 저 여자."라고 애매한 대답을 했다. 말을 아주 매끄럽게 잘한다고 해서 반대파 정객들은 그를 '슬릭 월리(Slick Willie. 뺀질이 월리)'라고 부른다.

클린턴이 자라난 과정을 보면 그는 정녕 어떠한 어려운 환경에도 굴하지 않는 사람이다. 유복자로 태어난 그는 간호사인 어머니와 알코올 중독자인 의붓아버지 밑에서 불행한 소년 시절을 보낸다. 그러나 워낙 똑똑했던 그는 17세 때 아칸소 주 우수 고교생으로 뽑혀 백악관을 방문하게 되고 여기서 케네디 대통령과 악수한 것을 계기로 정치가의 꿈을 키우게 된다. 그 후 로즈 장학금으로 영국 옥스퍼드 대에 유학을 다녀와 예일대 법학부에 다니면서 힐러리를 만나 결혼한다. 그리고 1992년, 부시를 타운 미팅 디베이트에서 물리치고 마침내 46세의 나이로 미국의 제42대 대통령에 당선된다.

그는 저소득층과 흑인, 소수 민족의 표를 많이 얻어 당선된 반(反)

보수파의 대통령이다. 그가 행한 정책들을 보면 의료 보험의 국영화, 사회 보장 제도의 보급 등 민주 사회주의에 기반을 둔 것들이 많다. 미국에서는 국민 중 많은 수가 노인 의료 보장 제도인 메디케어와 저소득층을 위한 의료 보장 제도인 메디케이드, 이 두 가지의 공적 의료 보험의 혜택을 이미 받고 있는데 직장인 의료 보험까지 국영화하자니, 어디서 그 재원을 마련할 수 있겠는가? 더구나 정부 혜택에 의존하는 사람들은 갈수록 더 많은 것을 요구한다. 그리고 일은 다른 사람들이 하고 자신은 무료로 지급되는 식권으로 맥주나 사 먹는 '웰패어(Welfare) 의존증' 마저 일으키기도 한다. 그래서 그에 반대하는 보수파 국민들과 정객들의 공격 목표물이 되어 버린 것이다.

의료 시스템을 고치려던 클린턴의 의도는 실패했으나 의사들의 천국이라고 하던 미국이 이제는 보험업자나 병원 사업가들의 천국이 되어 버렸다. HMO(Health Maintenance Organization)나 매니지드 케어(Managed Care)가 등장해 의사에게나 간호사에게나 정신적, 경제적 부담이 늘어났고 환자는 더 많은 보험금을 내고도 원하는 의사에게 마음대로 갈 수 없게 되었다. 어떤 주에서는 아이를 받을 산과 의사가 없어서 다른 주로 다섯 시간 이상 차를 몰고 간다. 교통사고로 뇌를 다치면 치료해 줄 신경외과 의사가 없는 도시도 많다.

그리고 악덕 변호사의 횡포도 시작되었다. 무슨 직종이든지 잡초 같은 직업인이 있게 마련이다. 악덕 상인이 있듯이 이제는 악덕 변호사가 커다란 사회 문제로 대두되었다. 사회 정의와 양심을 팔아서 치부하려는 악덕 변호사는 환자들을 충동질한다. "댁의 자녀가 공부를 잘 못한다면 아마도 산부인과 의사의 잘못일 겁니다."라면서 의사를 소송하자고 부추기기까지 한다. '이기지 못하면 한 푼도 안 받겠음.' 이런 광고를 낸다. 잘못이 없는 의사라도 대여섯 명이 한꺼번에 달라붙어 3, 4년 동안 괴롭히면 마음 약한 의사는 스트레스를 받는 것이 괴로워 타협하기도 한다. 또 의사가 고소를 너무 많이 당하면 실제로 잘못이 있건 없건 간에 의사 보험료가 크게 오르고 심적인 스트레스도 많아 개업하기가 힘들어진다.

의료계뿐만 아니라 제약 회사나 자동차 회사, 그 밖의 물건을 만드는 사업가들도 마찬가지로 이런 비생산적인 현상에 시달리는 것이 지금의 미국이다. 이 모든 문제가 클린턴에게서 비롯되었다는 것이 내 생각이다. 그 시작은 저소득층을 위한 아주 순수하고 따뜻한 마음에서였을 것이다. 못사는 사람들을 위해 의료 제도를 바꾸려던 클린턴의 하트(heart)가 큰 파문을 일으킨 셈이다. 비록 그 결과가 현재로서는 국민들의 부담만을 늘리는 결과가 되었지만 언젠가는 해결될 날이 올 것으로 기대한다.


크리스마스가 가까운 2004년 12월 어느 날, 연말 파티가 한창일 때인데 뉴욕에서 의과 대학에 다니는 딸한테서 전화가 왔다.

"아빠!"

"어떻게 지내니? 눈이 많이 왔다는데, 괜찮니?"

9 · 11 테러로 세계 무역 센터가 무너진 후, 뉴욕에서, 그것도 유대인 병원 산하의 의과 대학에 다니는 자식이 늘 걱정이다. 그런데

아이는 나의 질문에 딴 얘기를 한다.

"대디! 어제 빌 클린턴 크리스마스 파티에 다녀왔어요. 그래서 부인 힐러리 클린턴이랑 클린턴 전 대통령이랑 이야기도 나누었어요."

"그래? 그 사람, 바로 얼마 전에 심장 수술을 받았다는데 벌써 돌아다닌단 말이야?"

딸아이의 예일 대학 친구 케이틀린이 클린턴 사무실에서 일하면서 그의 자서전 집필을 도와주고 있는데 그 사무실에서 파티가 열린 모양이다.

"그래서 무슨 말을 나누었는데?"

"수술받은 후 몸은 괜찮으십니까?"라고 물으니까 "건강관리를 소홀히 한 것에 비하면 다행한 일이지요(Better than I deserve)."라고 하더란다.

대통령 시절, 그의 건강 점수는 정상이었다. 세계에서 제일가는 심장내과 의사들이 진단한 지 얼마 되지도 않았는데 그런 중한 병이 느닷없이 발견되어 생명의 경각을 다투며 수술을 받은 것이다. 그렇다면 왜 의사들은 그의 병을 전혀 예측하지 못했을까?

건강 점수가 만점이었던 환자들이 이처럼 심장병이나 혈관 계통의 이상으로 갑자기 쓰러지는 경우를 주변에서 가끔 본다. 그 이유는 분명하다. 우리가 지금 사용하고 있는 진단 방법이 불완전하기 때문이다. 심전도, 콜레스테롤 검사, 초음파 검사, 스트레스 테스트, 관상 동맥 조영술, 혈액 검사 등등이 그 사람의 내일의 심장 질환을 예측하지 못한다.

최근에는 아주 빠른 속도로, 흔들림 없이 몇십 초 만에 전신을 찍을 수 있는 CT 기계가 나왔다. 더불어 심장 혈관에 침착되는 칼슘을 측정하여 심장 질환은 물론 대동맥과 목에 있는 경동맥에서부터 뇌 속까지 분포된 혈관의 병을 짐작할 수 있는 방법이 나와 치료와 예방의 신무기로 사용되기 시작했다.

그런데 의학의 발달 과정을 보면 새로운 방법이 등장하는 경우 일단은 "그것은 옳은 방법이 아닐 거야."라는 학계 일반의 반발을 일으킨다. 그러다가 시간이 감에 따라 그것이 유용한 치료법으로 인정되어 점차 많이 쓰이기 시작하면 마지못해 "그건 별로 중요하지 않아요. 현재의 방법으로도 충분하거든요."라며 인정하지 않으려 한다. 그리고 결국 그 새로운 치료법이 획기적인 것으로 판명되면 어쩔 수 없이 "그거 별로 새로운 것도 아닌데…… 옛날부터 알고 있던 방법이죠."라면서 받아들이지 않을 수 없게 된다.

심장 혈관의 칼슘 침착은 아주 중요한 지표가 된다. 계란을 삶으면 노른자가 한가운데 있지 않고 한쪽으로 치우친다. 심장 혈관의 질환도 그런 식으로 한쪽으로 몰리기 때문에 스트레스 테스트나 조영술로는 병의 경중을 정확히 가려낼 수 없다. 칼슘 수치의 변화를 보고 콜레스테롤 등을 치료함으로써 사전에 급성 심장 질환을 막아야 할 것이다.

클린턴 대통령의 심장 질환은 사람들에게 그 병에 대한 인식을 새롭게 해 주었다. 부모나 가족이 모두 심장 질환 없이 오래 산 경우는 운이 좋다고 할 수 있으나 그렇다고 반드시 안심할 수 있는 것만은 아니다. 부모도 오래오래 살았고 스스로의 건강에도 자신이 있었던 심장 전문의가 정원에서 삽질을 하다가 갑자기 쓰러져 사망하는 경우를 보았다. 우리나라에도 이런 새로운 칼슘 관상 동맥 측정 같은 전문 기술이 널리 보급되어 환자의 병을 예측하고 치료함으로써 모두들 장수하게 되기를 바라는 마음이다.

# 새 생명의 탄생

얼마 전, 미국 동부의 이름 있는 대학 병원에서 일어난 일이다.

한 산모가 쌍둥이를 낳았다. 이란성 쌍생아였다. 그런데 부모가 퇴원하면서 한 아이는 병원에 그냥 놓아두고 갔다. 두고 간 신생아는 '다운 증후군'인 아이였고 생부모가 기르기를 원치 않고 포기한 것이다.

부모가 아이를 기를 자격이 부족하다고 판단되는 경우 판사의 결정에 따라 보호 기관에 보내는 경우는 있어도, 이처럼 처음부터 자발적으로 자식을 포기하는 사람은 드물고, 또 윤리적으로도 문제의 소지가 있는 일이다. 더구나 아이의 부모는 둘 다 개업한 의사로 교육도 많이 받고 경제적으로도 넉넉한 사람들이어서 비인간적이라는 비판을 피할 길이 없었다.

그러나 그 아이는 결국 소셜 서비스를 통해 다른 부모에게 입양되었고, 두고두고 화젯거리로 사람들의 입에 오르내린다.

"아빠, 오늘 제가 받은 산모의 아이가 태어나자마자 죽었어요."

산부인과 의사인 딸아이가 전화로 하는 말이다.

"뇌가 전혀 발달하지 않은 기형아였거든요."

"그런데 임신 중에 미리 알지 못했어?"

내 질문에 그 아이는 다음과 같이 설명한다.

임신 18주쯤, 초음파 검사를 통해 기형이 발견되었다고 한다. 그러나 산모가 태아를 끝까지 기르고 싶다는 의지가 우낙 강해서 결국 만삭까지 가게 되었으나 안타깝게도 출산 즉시 생명이 끊어진 것이다. 직접적인 사인은 탯줄이 끊기자 뇌가 없어 호흡을 관장할 기관이 없었던 아기에게 그대로 혈액 공급이 중단되었기 때문이었다.

태어난 자식이 다운 증후군이라고 버린 부모도 있는데, 이 산모는 기형아라는 진단을 받고서도 아기를 낳겠다고 만삭이 될 때까지 태아를 잉태하고 있었으니 진정 그 모성애에 감탄할 따름이다. 혹시라도 의사들의 예측이 틀려 태아가 정상으로 태어나기를 막연하게라도 희망하고 있었을 것이다.


임신을 확인하러 온 예비 산모가 진찰을 마치고 임신이 확인되면 출산 예정일을 받는다. 예정일은 마지막 생리 시작일을 기준으로 월(月)에서 3을 빼고 날짜에 7을 더한 날이다. 예를 들어 마지막 생리 시작일이 4월 2일이라면 (4-3)월 (2+7)일, 즉 다음해 1월 9일이 예정일이 되는 것이다.

임신 4주만 되어도 심장 박동을 검사할 수 있고, 16주와 20주 사이에는 초음파 검사와 호르몬 검사를 통해 태아의 건강 여부를 확인한다. 산모의 나이와 흡연 여부, 당뇨병의 유무가 태아의 건강에 많은 영향을 미치며, 의심이 가면 양수 검사와 유전자 검사를 받는다.

미국에서는 태아에게 이상이 있을 때 24주(6개월)까지는 현행법상 산모가 원하면 전문 의료 기관에서 임신 중절을 할 수 있도록 되어 있다. 환자나 의사는 자신의 신앙을 이유로 중절을 거부할 수 있으며 때로는 산모와 의사 간에 의견이 맞지 않아 마찰을 빚기도 한다.

지난달 펜실베이니아 주에서 강간을 당한 미성년 여성과 그 어머니가 응급실 의사를 찾아와 낙태시키는 약을 달라고 했다가 거절당해 문제가 된 일이 있었다. 당시 당직 의사는 가톨릭 신자였고 낙태에 반대하는 프로 라이프(Pro-Life) 의사였다. 소녀의 어머니는 결국 다른 병원을 찾아가 약을 구해서 딸에게 먹이긴 했으나 매우 분노했다.

"환자가 원하는 대로 치료도 하지 못하는 의사가 왜 병원에서 근무하는가!", 이것이 그녀의 주장이었다. 그러나 "내 믿음과 신념에 의해 거부할 권리가 있다!"는 것이 또한 의사의 주장이다. 그는, 의사는 환자의 종이 아니며 적어도 자신의 생각과 신념에 따라 환자를 치료할 권한이 있다고 이야기했다.

프로 라이프와는 반대로 불가피한 낙태는 허용해야 한다고 주장하는 입장을 프로 초이스(Pro-Choice)라고 한다. 이들 두 그룹은 2년마다 있는 선거철이면 서로의 주장을 정치적 이슈로 내세우며 싸우고, 실제로 후보자들이 이에 대해 어떤 의견을 가졌느냐에 따라 당락이 결정되기도 한다.

미국에서는 오랜 논란 끝에 2006년 8월부터 18세 이상의 여성은 누구나 의사 처방 없이도 약국에서 '모닝 애프터 필(Morning After Pill. 일명 사후 피임약으로 성관계 후 72시간 내에 복용하면 임신 확률을 89퍼센트까지 줄여 준다)'을 살 수 있게 되어 이를 환영하는 사람들도 많다.

매달 한 번씩 정기 검진을 받은 결과 산모도 태아도 모두 건강하여 임신 6개월째가 되면 당뇨 검사를 받게 된다. 태반에서 나오는 성분이 인슐린의 작용을 억제하기 때문에 평소에 당뇨가 있는 사람은 물론, 그렇지 않은 사람도 당뇨 증세가 나타날 수 있다. 산모의 혈당치가 높은 경우 태아에게 기형 또는 여러 가지 선천적인 병증을 유발할 수 있기 때문에 이것은 출산할 때까지 매우 중요한 문제다.

26~28주에는 성병과 에이즈 등에 대한 검사를 실시해 출산 시의 감염에 대비한다.

35~36주부터는 매주 검진을 받고, 37주부터는 만삭이라고 할 수 있다. 만삭 전에 태어난 미숙아들은 인큐베이터에 넣어 키우는데, 거기에는 상당한 노력과 경비가 따른다. 그러나 일부 미숙아들은 후일 건강상의 문제를 나타내어 부모의 마음을 아프게 하기도 한다. 내 경우에는 둘째 아이가 임신 40주가 되었는데도 출산될 기미를 보이지 않아 애태우던 일이 엊그제 같은데 벌써 32년 전의 일이 되었다. 그때가 1974년이었는데, 아내의 산후 조리를 위해 장모님이 태평양을 건너 디트로이트 공항에 도착한 지 열흘이 지났건만 깜깜 무소식이었다. 장모님께서는 서울에 두고 온 장인어른도 보고 싶고,

또 너무 오래 나오지 않는 것은 태아에게도 위험한 일일 수 있다시며 무척 초조해하셨다. 그러던 2월의 어느 날, 미시간의 날씨가 매우 추운 날이었다. 도로 주변에 눈이 산더미같이 쌓여 산부인과에서 검진을 마치고 돌아가는 길에 우리가 탄 자동차 바퀴가 눈구덩이에 빠져 버렸다. 아무리 애를 써도 바퀴만 헛돌 뿐 빠져나올 수 없었다. 당시는 아내가 운전을 배우기 전이어서 할 수 없이 내가 핸들을 잡고, 미안한 일이지만 만삭의 아내와 장모가 차를 밀 수밖에 없었다. 배 속의 아이까지 합하면 세 사람이 차를 민 셈이다. 우여곡절 끝에 간신히 차를 빼내 우리 아파트까지 무사히 올 수 있었다. 그런데 그 몇 시간 후에 그렇게도 기다리던 진통이 시작되었다. 아마도 차를 열심히 밀다가 복강에 힘이 들어가 분만이 유도된 것 같다.

큰딸과 장모님과 함께 산모를 병원에 데리고 가서 입원시켰다. 산부인과 의사에게 아내를 인계한 후, 아무래도 출산이 한참 걸릴 것 같아 두 사람을 집에 데려다 주고 오자, 그 20분도 채 안 되는 짧은 시간에 아기가 태어났다.

"닥터 씨오, 축하합니다. 따님이 예쁘게 생겼군요!"

타이 출신의 수석 레지던트가 나를 보고 웃는다. 담당 산부인과 의사는 파티가 있어서 갔다가 제시간에 도착하지 못해 레지던트가 받게 된 것이다.

이 아이는 지난 32년간, 출생 당시와 비슷한 스타일로 모든 일이 진행된다. 늘 빠르고 바쁘게 세상을 살아가는 것이다.

출산에 관한 이런저런 이야기를 해 봤다. 그 어느 생명이 귀하지 않겠으며, 함부로 할 수 있는 생명이 어디 있겠는가. 다운 증후군이라고 귀한 생명을 지우는 것은 윤리적으로 큰 문제이나, 태어나면 그 부족한 아이의 인생을 누가 끝까지 책임져 줄 것인가. 한창 살기 힘들었던 시절, 피임 방법도 제대로 몰랐던 그 당시에는 가난한 살림에 자꾸만 생기는 생명을 지우는 사람들도 있었다. 그런가 하면 결혼한 지 몇 년이 지나도 아이가 생기지 않아 고민하면서 인공 수정이나 시험관 아기에 기대를 거는 사람들도 있다. 또 중국 같은 나라에서는 딸이라고 내다 버리기도 하고, 아들딸을 가려 낳기 위해 여러 가지 인위적인 조작 행위가 벌어지기도 한다.

다 나름대로의 상황과 처지가 있겠으나, 적어도 잉태된 태아는 착상하기 전부터 분명한 생명임에는 틀림없다. 그 생명을 경외하고 보호해야 하는 것은 인간으로서의 중요한 도리라고 생각한다.

우리 모두는 호모 사피엔스 아닌가! 만물의 영장이라는…….

# 쉽게 기절하는 사람들

8년 전 어느 따뜻한 저녁, 병원 수뇌부와 의사들의 회합이 있었다. 이곳 의사들은 한 달에 한두 번씩 회합을 가진다. 의학계의 새로운 이론과 기술을 배우기 위해서 전문 의사들을 초빙해 강연을 듣기도 하고, 의료 행위와 관계있는 정치적 이슈 등에 대해 토의하기도 하는 자리다.

의과 대학을 나오고 전문의 자격증이나 학위를 땄다고 하여 모든 것이 끝나는 것은 아니다. 계속적으로 의학 전반에 걸친 최신 기술과 이론을 공부해야만 실수 없이 환자를 잘 치료하는 좋은 의사가 될 수 있다. 그만큼 의학은 급속도로 발전해 가고, 아무리 공부를 잘 해서 일단 의사 직함을 가진다 해도 환자 보는 것을 게을리 하고 새로운 지식에 무관심하면서 자신이 제일이라고 자만하고 있으면 뒤떨어진 바보 같은 의사가 되기 십상이다.

미국에서는 의사가 면허를 계속 유지하려면 관련 교육을 매년 최소한 50시간 이상 받았다는 증명이 요구되기도 한다.

이날 초빙 강사로 온 사람은 텍사스에 사는 시본벡 웨더스라는 의사로, 병리학을 전공했다. 그는 1996년에 있었던 유명한 에베레스트 산 조난 사고에서 세계적인 전문 산악인들이 여럿 희생되었음에도 용케 살아 돌아온 사람이다. 존 크라카우어가 쓴 『희박한 공기 속으로(Thin Air)』라는 책을 통해 그 조난 사고에 대해 아는 사람도 있을 것이다. 강연하러 온 의사는 그때 일에 대해 이야기하기 시작했다.

그는 중간 키에 호리호리한 체격이고 나이는 오십 대 초반 정도로 보였다. 사고 당시 코에 동상을 입어, 구조된 후 피부 이식을 받았다는데도 코끝이 빨갛게 변해 있었다. 그리고 이야기를 강조할 때마다 휘두르는 한쪽 팔은 쇠로 된 의수가 옷소매 밖으로 나와 있었다.

자고로 사람은 전신 마취나 큰 수술, 큰 사고, 커다란 시련 등을 당하고 나면 거의 절반이 우울증에 빠지게 된다. 닥터 웨더스 역시 우울증에서 벗어나지 못했다는 의심이 갈 만한 행동을 보여 주었다.

"저는 오랜 세월 동안 산 타는 것을 좋아했습니다. 산에 오르고 또 오르고, 가까운 미국 내의 여러 산은 물론 남아메리카 대륙의 산과 알프스, 그리고 마침내는 우리가 늘 염원하는 히말라야를 등반하는 데 평생을 바쳤습니다. 의사 생활은 어쩌면 부업이었는지도 모르겠습니다. 텍사스에 있는 제 아이들과 아내를 사랑은 하지만, 산을 향한 애정에는 늘 못 미치는 것이었습니다.

수개월 동안 단계적인 적응 훈련을 한 후, 8,848미터의 에베레스트 정상을 목표로 저는 지난 1996년 봄 네팔에 도착했습니다. 세계적인 에베레스트 가이드인 롭 홀과 스콧 피셔가 우리 팀을 이끌었습니다. 팀원 중에는 키가 아주 작은 일본인 여성도 있었죠. 이분들은 모두 그날 조난 사고로 사망하였고, 지금도 그 추운 산비탈 어딘가에 묻혀 있을 것입니다.

저는 그 당시, 등반에 도움이 될 것으로 생각해 RK(Radial Kera- totomy. 방사상 각막 절개술)라는 근시 교정 수술을 받았습니다. 그런데 바로 그 수술 때문에 저는 등반에서 큰 위협을 받았습니다. 7,900미 터에 도달하자 눈이 보이지 않기 시작했던 것입니다.

대원들은 산소가 희박하여 의식조차 명확하지 않은 상태였습니다. 산소 탱크를 틀어 놓는다는 것이 반대로 잠그기도 하고, 방향 감 각을 잃어 텐트가 있는 곳과 반대 방향으로 가 버려 영영 돌아오지 않은 대원도 있었습니다.

히말라야 산정에 앞서 다녀간 사람들이 쓰다 버린 산소 탱크가 지 저분하게 널려 있던 것이 생각납니다. 그리고 그렇게도 맑고 깨끗했 던 날씨가 갑자기 살인적인 기후로 돌변하여 여러 대원의 목숨을 빼 앗아 갔다는 사실을 생각하면 지금도 어이가 없습니다.”

그의 목소리는 성대 결절이 있는 사람처럼 조금 쉬어 있었고, 눈 동자는 어두운 불빛에 반짝거렸다. 그가 또 말을 이어 갔다.

“그날, 대원 한 명이 시력을 잃은 저를 등반 마지막 베이스캠프인 텐트 안에 데려다 주었습니다. 불순해진 날씨에 더는 올라갈 수 없 었고, 이미 올라간 대원들은 어찌 되었는지 소식을 모르는 상황이었 습니다. 살을 에는 추위 속에서 동상에 걸리지 않도록 발을 계속 움 직이고 손을 비비면서 시간을 보냈습니다. 구조대가 우리를 찾아오 기를 고대하면서 말입니다. 이때 집에 두고 온 사랑하는 가족이 생각났고, 등산에 미쳐 날뛰던 과거가 후회스럽기도 했습니다. 여러분, 저는 아이들이 보고 싶었습니다……. 용서하십시오……."

그가 말을 더듬기 시작했고, 목소리에는 흐느낌이 섞여 있었다. 정상인 한쪽 손으로 연신 눈물 콧물을 닦는다.

청중들은 숨소리를 죽여 가며 경청했다. 방금 프도주를 한잔 한데다가 강사의 이야기가 생사를 오가는 비극적이고도 처절한 이야기여선지 강의실은 참으로 이상한 분위기에 휩싸였다.

그때였다. 웨더스 씨가 이야기를 하면서 쇠로 만든 의수를 휘두르자, 강의실 맨 앞줄에 앉은 사람 하나가 '쿵' 바닥에 쓰러졌다. 의수로 그를 친 것이 아니라 그의 강의 내용과 행동이 그 마음 약한 사람을 기절시킨 것이다.

911을 호출하였고, 쓰러진 사람이 실려 나갔다. 의사들이 300명 가까이 있었지만 이상하게도 그 누구도 쓰러진 사람을 구하려고 하지 않았다. 내과, 외과, 응급의 등이 방을 가득 메우고 있었음에도……. 더구나 사람이 쓰러졌는데도 그는 아랑곳하지 않고 이야기를 계속했다.

"하나님에게 열심히 기도한 덕분인지, 마침내 헬리콥터가 도착했습니다. 공기가 희박한 7,900미터 상공에 역사상 처음으로 한 용감한 조종사가 여러 번의 시도 끝에 올라온 것입니다.

저는 구조되었습니다. 낮은 곳으로 내려오니 이상하게도 제 시력이 회복되었습니다. 이것은 제가 처음으로 경험한 의학적 사례입니다(RK 수술은 요즘 하는 라식과는 다른, 초창기의 근시 교정 수술법이었다).

그리고 저는 아직도 이렇게 살아 있습니다. 이와 같은 불구의 몸으로 말입니다. 그러나 여러분, 저는 아직도 잊을 수 없습니다. 그 등정에서 우리는 아깝게도 매우 유능한 리더를 잃었습니다. 그리고 좋은 친구들을 산속에 두고 저만 혼자 살아서 돌아왔습니다……. 저는 비록 가족의 품에 돌아왔지만, 여러분 앞에서 이렇게 고백합니다. 산에 대한 저의 애착이 저 자신은 물론 여러 사람에게 피해를 입히고, 사랑하는 아내에게도 커다란 죄를 지었습니다……. 흑흑……."

그가 이처럼 자기 고백을 할 무렵 내 테이블에서 식사를 같이 하던 닥터 수전 허블 또한 옆으로 쓰러졌다. 또 구급차를 불렀고, 그녀도 실려 나갔다.

참으로 이상한 저녁이어서 아직도 두고두고 기억이 난다. 그처럼 따뜻한 날씨에 아주 평화롭던 저녁 모임……. 강연의 내용, 아니면 강연자의 슬픈 모습이 우리의 가슴을 아프고 놀라게 해서였을까? 두 사람이나 그 자리에서 쓰러지다니……. 저녁에 같이 마신 빨간 메를로 포도주 때문일까?

강연을 마친 강사는 떠나갔고, 그는 원래 직장의 병리 의사로서 생활하고 있다고 들었다.


얼마 전 동계 올림픽에서 피겨 스케이팅으로 금메달을 딴 러시아 선수 부부를 모두들 기억할 것이다. 그 아름다운 젊은 부부 중 남편이 연습 도중 갑자기 사망하여 많은 사람들이 동정을 금치 못했던 일이 있었다. 그 후 언젠가 아리따운 젊은 미망인이 홀로 쓸쓸한 음악에 맞추어 스케이트를 타던 장면을 기억한다.

유명한 젊은 농구 선수가 경기 도중 갑자기 주저앉으며 사망한 경우도 있었다.

한국에서는 임수혁이라는 젊은 야구 선수가 경기 도중 갑자기 의식을 잃어 식물인간이 되고 만 일도 있었다.

그러면 왜 이렇게 혈기 왕성한 젊은이들이 갑자기 쓰러지는가? 이런 일들을 미리 알고 예방할 수는 없을까?

군대에서 행군을 한다든지, 여름철 조회 시간에 땡볕에 서 있다가 쓰러지는 친구들이 있다. 이런 일사병의 경우에는 환자를 시원한 곳으로 이동시켜 눕히거나 필요한 전해질을 정맥 주사로 보충해 주면 회복시킬 수 있다.

그러나 가장 위험한 것은 이유 없이 심장이 정지하는 병을 가진 사람들이다. 몸의 위치가 갑자기 변하면 혈압이 떨어지는 사람이나, 앉았다가 일어나면 이유 없이 혈압이 떨어져 어지러운 사람은 심장 순환기 전문의에게 검사와 진료를 받아야 한다.

평소에 수영을 잘하던 사람이 익사했다든지, 늘 조깅을 하던 사람이 갑자기 저세상으로 떠나는 경우, 사후 부검을 해 보면 심장 순환 계통의 이상이 사인일 가능성이 매우 높다. 그중에는 물론 가족 병력이 있는 경우도 많다. 이에 대한 진단과 치료를 위하여 의학계에서는 최근 10년간 연구가 활발히 진행되고 있다.

그날 실려 갔던 두 사람 중 한 사람은 심장의 전도계에 이상이 발견되어 페이스메이커(인공 심박 조율기)를 달고 살고 있고, 또 한 사람은 당뇨를 더 철저히 치료받고 혈압을 조절하며 건강히 살고 있다.

천수를 누리다가 고령에 떠나가는 분들을 볼 때도 우리는 서운한데, 하물며 아주 젊은 나이에 이유도 모르게 급사하는 사람들이야 말할 것이 있겠는가? 이런 사람들이 의사의 진단으로 한시라도 빨리 질병의 원인을 찾아 치료하고 예방할 수 있기를 바라는 마음이다.

간혹 가다 졸도하는 사람이나 갑자기 몸의 위치를 바꾸었을 때 어지러운 사람은 우선 심장 순환기 전문의에게 가 볼 것을 권한다. 잠이 안 오고 매사에 너무 침울하거나, 지나치게 좋았다 말았다 하는 사람, 또는 환청이 들리는 사람은 정신과 의사에게 가 보기를 권한다. 간질과 같은 경기를 하는 사람은 신경내과 전문의에게, 균형을 잃거나 두통이 심한 사람, 이명이 들리고 청력 상실을 겸한 경우에는 이비인후과 의사 혹은 신경외과 의사에게 문의할 것을 권한다. 더 늦기 전에.

# 무서운 '암'을 이겨 낼 수 있을까?

사람의 사망 원인에는 여러 가지가 있다. 사망을 초래하는 많은 질병 가운데 가장 흔한 것이 나이 들면서 생기는 '암'이다. 심장 마비나 뇌졸중으로, 혹은 사고로 예고 없이 순식간에 사망하면 죽을 준비를 하거나 사랑하는 가족과 이별의 정을 나누지 못한 채 헤어져 몹시 안타깝다. 이에 비하면 암에 걸린 사람은 대부분 서서히, 몇 달 혹은 몇 년 동안 죽음으로 다가간다. 어찌 보면 상대적으로 장점이라고 볼 수도 있으나, 그 대신 암이란 놈은 비교적 장시간에 걸쳐 육체는 물론 심적으로도 많은 고통을 주고, 결국은 기진맥진한 상태에서 생명을 빼앗아 간다.

보통 사람이 의사한테서 "당신은 암에 걸렸습니다."라는 말을 들으면 곧 '죽음'을 연상하게 마련이다. 그리고 암이라는 진단이 확실하다면, 치료를 서두르지 않으면 대부분 그로 인하여 멀지 않은 장래에 죽음에 이르게 되는 것도 사실이다. 평소에 아무리 건강하던 사람도, 팔뚝에 발달된 근육을 자랑하던 사람도 일단 암에 걸리면 순식간에 그 육체는 사양길로 달리게 마련이다.

현대 의학은 지난 반세기 동안 이 무서운 질병의 문제를 다루면서 원인의 발견과 치료, 그리고 예방에 온 힘을 다해 왔다. 환자를 다루는 의료인의 한 사람으로서 그간 암에 대해 느꼈던 것을 독자들과 함께 나누고자 한다. 환자나 그 가족의 입장에서 조금이라도 참고가 되기를 바란다.

## 암의 발견

암에 걸린 사람은 그 부위와 종류에 따라서 다양한 증상이 나타난다. 물론 초기에는 모르고 지내다가 어느 정도 지나면 체중이 줄거나 통증이 오거나 소변이나 대변에 피가 섞여 나오거나 목소리가 쉬거나 가래에 피가 섞여 나올 수 있다. 또한 심한 두통이 계속된다든지, 이유 없이 피곤하고 전신의 상태가 안 좋으면 특히 나이 든 사람들은 한번쯤 암을 의심해 봐야 한다. 물론 눈에 보이는 부위인 피부에 이상이 있다든가 몸에서 혹이 만져진다든가 등등의 증상 역시 반드시 전문의의 진단이 요구된다. 일단 조직 검사로 암이라는 진단이 확정되면 어떤 종류의 암인가를 잘 판단하여 치료를 서둘러야 한다.

암에도 여러 종류가 있어서, 예후가 좋은 암의 경우 지나치게 걱정할 필요 없이 알맞은 치료만 잘 받으면 완치되기도 하므로 모든 암을 비관적으로만 생각할 필요는 없다. 그런 암의 종류로 피부암 중에서 기저세포암을 들 수 있다. 물론 이것도 그냥 방치하면 주변 조직에 퍼져서 생명을 앗아 갈 수 있다. 그러나 사실 대부분은 좋지 않은 암이다.

의사들은 환자의 암을 초기에서 말기까지 다섯 단계(스테이지 0~4)로 구분하여 치료법을 추천하고 또 그 통계를 연구 자료로 사용한다. 환자들은 의사가 적절하다고 판단해 권하는 치료법을 따르는 것이 정도(正道)다. 물론 비교적 초기에 해당하는 암의 경우 완치될 확률이 높고 희망적이다.

암 중에서 급성으로 분류되는 종류도 있다. 특히 백혈병 중에는 발병한 지 며칠 만에 사망하는 무서운 경우도 있다. 이곳 교수 한 분도 금요일 오후까지 강의하다가 심한 피로를 느껴 병원에 입원해서 토요일에 의식을 잃고 일요일에 사망한 경우가 있다. 그렇지 않고 만성으로 진행되는 임파선암과 전립선암, 많은 경우의 갑상선암은 아주 서서히 진행될 가능성이 크고 치료 후 예후도 좋다.

일단 암에 걸리면 대부분의 경우는 수술을 통해 암세포를 떼어 내는 것이 가장 바람직하나, 암의 종류에 따라서는 치료 통계상으로 볼 때 반드시 수술만이 능사가 아닐 수도 있다.

암의 치료법으로는 외과적 수술을 비롯해 호르몬 요법, 방사선 치료(아이소토프 Isotope), 화학 치료 요법, 유전자 치료법, 새로운 세포 대사 치료제 등등 여러 가지가 있으니 이들 중 어느 것을 먼저 할 것인가, 또는 몇 가지를 동시에 치료할 것인가는 담당 전문의와 상의해 결정할 일이다.

의사는 환자에게 자세하고 솔직하게 설명해 주어야 할 것이며, 치료의 선택은 최종적으로 환자와 보호자의 합의어 의해 결정해야 할 중요한 과정이다. 특히 의식이나 판단력이 정상인 환자에게는 주위 사람이나 의료인들이 본인의 상태에 대해 진실을 설명하고, 그 치료 과정과 예후를 알려 주어 올바른 대책을 세우도록 하는 것이 인간적인 대우가 아닐까 생각한다.

## 어떤 의사에게 갈까

환자의 상태를 파악하고 나면 이제 어떤 의사에게 가느냐가 문제로 남는다. 좋은 시설을 갖추고, 경험이 많은 의료진이 있는 병원이 물론 좋다. 깨끗하고 친절하면 더욱 좋겠지만, 친절보다는 같은 종류의 암을 다루어 본 경험이 더 중요하다. 대개는 대학 병원이나 종합 병원이 이에 해당한다. 환자의 집에서 가까우면 더 좋겠으나 가까운 거리에 확실한 병원이 없으면 다소 거리가 멀더라도 신뢰가 가고 마음에 드는 곳을 선택하는 것이 낫다. 하지만 그렇다 하더라도 치료를 시작하기까지 시간이 너무 많이 걸리면 안 된다. 하루라도 서둘러야 한다. 빠를수록 완치율이 높기 때문이다.

또, 의외로 항간에 이름이 알려진 유명한 노교수가 반드시 좋지만은 않을 수도 있다. 아무리 이름난 원장이나 과장이라고 해도 최근의 치료 경험이 부족하고 실제 수술을 자주 하지 않는 사람은 최신 기술과 체력을 갖춘 젊은 의사들만 못할 수도 있다. 즉 이름도 나있고 지금도 여전히 적당한 숫자의 환자를 잘 다루는 의사가 바람직하다고 하겠다. 특히 같이 일하는 간호사들이 그런 사항을 자세히 알 수 있다는 사실을 참고하기 바란다.

환자가 암에 걸리면 주위에서 걱정하는 친구들이나 가족이 비과학적인 치료법을 강력히 권하는 수가 많다. 영지버섯, 상황버섯, 인삼, 마늘, 고농도의 정맥 주사용 비타민 C를 비롯해 성분과 만든 사람을 정확히 파악할 수 없는 알약들, 심지어는 지네 먹인 닭을 권하기도 한다. 그리고 음식을 완전히 채식으로 바꾸는 사람, 바하마나 멕시코까지 가서 면역 증강 요법이나 자연 치유 요법을 받고 오는 등 검증되지 않은 비과학적인 방법에 귀중한 비용과 시간과 체력을 낭비하는 환자도 많다. 참으로 안타까운 일이다. 그렇지 않아도 항암제 부작용으로 인한 구토나 설사, 방사선 치료로 인한 부작용 등으로 시달리는 몸을 이렇게 효과가 분명치 않은 것들로 또다시 시달리게 한다는 것은 바람직한 일이 아니다.

과학이 발달하고 면역학이 더욱 발전하면서 학자들은 암이 생기는 원인을 면역력의 결핍으로 설명하는 경우가 많아졌다. 인체가 암과 싸우려면 강한 체력과 양질의 영양 섭취가 요구된다. 먹고 싶은 음식을 먹으면서 충분한 체력을 유지해 암과 싸워 이길 수 있는 힘을 길러야만 한다.


## 치료 전에 준비해야 할 사항


나는 그 첫째가 돈이라고 생각한다. 장기간 반복되는 큰 수술 등 치료비에 전 재산을 탕진하는 경우도 많다. 환자 자신이 감당할 수 있는 돈과, 치료가 실패할 경우 나머지 가족이 살아갈 수 있는 금전적인 대책을 함께 생각해 본 후 치료의 윤곽을 잡아야 할 것이다. 모든 치료가 실패로 돌아가고 회복될 가능성이 적은 환자가 화학 치료에 마지막 희망을 거는 것은 특히 생각해 보아야 할 문제다. 다만 몇개월 더 생명을 연장할 수 있다는 이유로 이 불쌍한 환자들에게 화학 치료를 시행하는 것이 도의적으로나 금전적으로 과연 옳은 일일까?

둘째는 환자와 가족의 병에 대한 인식과 상황에 대한 이해이다.

일단 태어난 모든 생명은 죽음을 모면할 수 없다. 특히 인간은 언젠가는 죽어야 하고 그 방법과 시간은 오직 하늘만이 안다. 신앙심이나 각자의 철학에 따라 죽음에 대한 이해가 다르겠지만, 어쨌든 암에 걸리면 죽음이 가까이 다가왔다고 느끼지 않을 수 없다. 그러나 암에 걸린 환자라 해도 치료를 잘 받으면 다른 친구나 가족보다 더 오래 살 수 있다는 희망을 버리지 않아야 한다. 환자의 치료를 맡았던 의사가 오히려 환자보다 더 일찍 세상을 떠나는 일을 가끔 본다. 문병 왔던 친구가 암 환자보다 수십 년 먼저 사망하는 일도 있다. 인간의 목숨은 하늘의 뜻에 달렸다. 그러니 올바른 치료를 받고 최선을 다한 뒤에는 하늘의 뜻에 맡기는 것이다.

신앙에 의존해서 힘든 치료 과정을 넘기는 의연한 사람들을 보고 감탄할 때도 있지만, 환자의 고통을 덜어 주고 환자의 마음을 편하게 해 주는 좋은 가족들을 만나면 두고두고 그들의 훌륭한 태도가 기억난다. 환자가 암이라는 절망적인 선고를 감당할 수 있게, 그리고 치료 방법을 잘 결정할 수 있게 도와주어야 한다. 환자에게 닥쳐온 이 인생 최대의 위기를 잘 넘기는 데는 가족의 도움이 반드시 필요하다.

힘든 치료 과정에 들어가기 전에 환자와 가족이 재산 정리와 사후 대책 논의, 유서 작성 같은 것을 할 수 있다면 더 바람직한 일이다. 특히 배우자에 대한 세심한 배려를 해 둔 뒤 치료를 시작하면 좋겠고, 꼭 암 환자가 아니더라도 모두들 아프기 전에 미리 이런 것들을 법적으로 잘 정리해 두면 후회는 없을 것이다.


## 의사의 입장


암 진단이 내려지기 전까지 한동안 고생하면서 여러 곳에서 일반적인(감기, 복통, 식도염, 소화 불량 등에 대한) 치료를 받다가 찾아온 환자를 정밀 진찰한 결과 실제로 암이 발견되었을 때, 내가 전문의의 한 사람으로서 늘 느끼는 것은 놀라움과 걱정이다. 새로운 사실을 내가 처음 찾아냈다는 성취감도 없지는 않다. 하지만 동시에 이 사실을 환자에게 이야기하면서는 미안함과 동정심이 생기고, 치료 과정을 잘 안내해 주어야 한다는 무거운 의무감을 느끼게 된다.

암은 반드시 조직 검사를 통해 정확한 진단이 내려져야 한다. 그것도 여러 명의 병리 의사가 의논 끝에 내리는 조직학적인 진단이어야 한다. 특히 어떤 증상을 느낄 때, 의사의 진단도 없이 암이라고 미리 속단하고는 고민하는 일은 없어야 하겠다. 다른 보통 병들도 암과 비슷한 경우가 얼마든지 있기 때문이다.

환자는 대부분의 의사가 환자를 아끼고 사랑하는 마음을 가졌다
는 사실을 신뢰해야 한다. 그들은 치료의 시작부터 끝까지 성심을
다하여, 그러나 냉정한 마음으로 병을 다스리고 환자를 도와주려는
사람들이다.

한편, 의사는 병에 대한 지식과 경험을 환자에게 설명하고 가장
적합한 치료 방법과 그 해결책을 알려 주어야 할 의무가 있다. 그리
고 최종적인 결정은 결국 환자의 뜻에 따라야 한다. 내 생각에는 극
단적으로 아무 치료도 받지 않으려고 하는 환자의 경우라도 그 '아
무 치료도 받지 않는' 선택의 장단점까지 모두 알려 주는 것이 옳을
것 같다. 환자의 몸은 환자 본인이 원하는 방법으로 다루어져야 하
고, 환자에게는 그럴 만한 충분한 권리가 있다는, 인간의 기본권을
이해하자는 입장이다.

암 환자를 맡아 치료할 때는 마치 전쟁을 하는 것 같은 느낌이 든
다. 베트남전을 방불케 하는, 오랜 시간에 걸친 지루한 전쟁이다. 전
투가 계속되면서 이기기도 하고 지기도 하고, 여러 고비를 맞게 된
다. 암과 싸우는 전투에서 승리하려면 처음부터 강력한 공격이 필요
하다. 그리고 전투에 이기는 것은 물론, 가능한 한 모든 병사들이 살
아남아야 한다. '환자의 생명'이라는 칼자루를 쥔 의사는 전쟁에 임
하는 총지휘관처럼, 최후의 승리를 위해 냉정하고도 정확하게 환자
를 치료해야 할 것이다. 그런 의사가 바로 훌륭한 의사다. 병을 고치
고 환자도 살려야지, 암과의 전투에서는 이겼지만 환자가 죽는, 그
런 치료는 치료가 아니다. 환자의 여러 가지 상황을 고려해 환자를

위한 최선의 결과를 얻어 내려는 의사, 환자의 입장에 서서 치료비와 가정 사정, 환자의 고통, 환자의 희망, 이 모든 것을 헤아리는 의사가 이상적인 의사다.

그리고 언제나 공부를 게을리 하지 말고, 늘 첨단 의학 지식으로 무장하며, 자신의 능력만으로 힘든 경우에는 동료들의 협력을 얻을 수 있는 자세가 필요하다.

## 억울한 환자들

질병 중에는 유전과 관계있는 것이 많다. 약물 중독 체질, 심장병, 정신병, 고혈압 등등……. 암 역시 유전과 관계 있는 질병이다. 태어날 때 그렇게 유전 인자를 가지고 나왔으니 억울한 사람들이다.

다행히 예방 조치를 취하거나 조기 치료를 하면 예후에 도움이 된다. 그래서 심지어 유전적으로 문제가 있는 어린아이가 서너 살 때 갑상선을 완전히 제거해야 하는 경우도 있다. 그러나 세상에 태어날 때 인물도 빼어나고 머리도 좋고 오래오래 장수할 수 있도록 완전무결하게 모든 것을 타고나는 사람이 몇이나 될까?

그런가 하면 건강에 대한 인식이 잘못된 사회에 산다는 이유로 암에 걸리는 사람들도 있다. 지금도 담배 회사를 상대로 집단 소송을 통해 싸우고 있는 사람들이 그들이다. 또, 자신은 담배를 피우지 않아도 아내가 피운 담배 연기 때문에 폐암에 걸려 사망한 40대 남편을 본 적도 있다. 역시 억울한 사람이다. 최근 미국의 대부분 주에서는 공공시설에서 흡연을 금지하는 법안이 통과되었다. 이것도 억울한 사람들을 생각한 결정이다.

그 밖에 더러운 바늘이나 의료 기구에 의한 감염, 오염된 혈액을 수혈함으로써 간염이나 간경화증, 간암, 혹은 에이즈 등에 걸린 사람들도 억울하기는 마찬가지다. 이 모든 것이 사회 인식이나 국민 건강 교육의 결여, 또는 건강 관련 예산의 부족으로 생겨나는 일들이다. 이 세상에서 가난한 나라 사람들은 억울한 사람들이다.

대부분의 암 환자들은 경제적인 여유가 없다. 빈손으로 왔다가 빈손으로 가는 것이 우리 인생이라지만 암의 치료 과정이 얼마나 계속될지 모르고 그 비용도 막대하기 때문에 모두들 감당하기 힘들다. 요즈음 나오는 화학 치료제는 비싼 것이 많고 수술 비용도 해마다 오르는 추세다. 국민 의료 제도가 되어 있는 나라에 산다면 한결 다행스러운 일이다. 재력이 탄탄한 사람은 세계 유수의 최첨단 병원에서 치료를 받기도 하지만 몇몇의 소수만이 누리는 특권일 뿐이다. 돈이 없어도 최소한의 치료는 받을 수 있어야 하며 그렇지 못한 환자들은 억울한 사람들이다.

반대로 돈이 없어서가 아니라 평생 돈을 모으느라고 자신의 건강을 소홀히 해서 벌어 놓은 돈을 한 푼 써 보지도 못하고 갑자기 병에 걸려 고생만 하다가 가 버린 사람도 억울한 사람이다. 근면 절약하여 재산을 모으고 살던 50대 남자가 어느 날부턴가 갑자기 수척해지더니 폐암으로 몇 달 후 세상을 떠났다. 심하게 피워 대던 시거가 원인이지 않았나 싶다. 그 많던 재산은 그가 사망한 후 평소에 그렇게 미워하던 아들 며느리가 비싼 자동차에 토트며 자가용 비행기며 흥청망청 쓰더니 몇 년 후에는 망해 버렸다고 한다. 이처럼 인생을 개미처럼 일만 하다가 암에 걸려 세상을 하직하는 사람 또한 아무리 부유한 사람이라도 억울한 사람들이다. 돈의 노예가 되지 않고 중용을 지키면서 자신을 위하여 돈도 적당히 쓰고 지혜롭게 살았다면 보기에 더 좋았을 것이다.

암에 걸렸을 때 정규 의학이 아닌 검증되지 않은 대체 의학에 치유를 맡기고 헤매는 사람도 결국 억울한 환자들이다. 내가 진단한 41세의 백인 환자는 보기 드물게도 두경부낭종 내벽에 생긴 평편선암 환자였다. 그는 진단 후 2년간 자취를 감추었는데, 알고 보니 멕시코와 바하마에 가서 식이요법과 비타민 정맥 주사 요법을 받으면서 시간을 낭비하다가 결국 암이 더 퍼진 몸으로 얼마 전 살려 달라고 나타났다. 이렇게 항간에 잘못된 유사 의학에 현혹되어 귀중한 생명을 잃을 지경에 놓인 환자도 의사 입장에서 보면 억울한 환자인 것이다. 물론 이 환자의 경우, 되돌아와서 가장 확실한 치료 통계에 근거를 둔 외과적 수술과 방사선 치료를 받았다. 즉 원래의 정상적인 치료가 2년쯤 지연되었지만 다행히도 아주 절망적인 상태는 아니었다.

초기에 증상이 있었는데도 발견하지 못한 환자도 억울한 환자다. 대부분의 암은 예방까지는 몰라도 조기에 발견할 가능성은 많다. 부인과의 자궁암은 펩 스메어 테스트(Pep Smear Test. 자궁세포진 검사)로, 유방암은 마모그램(Mammogram. 유방 엑스선 촬영. 40세 이후 매년

하는 것을 권한다)으로 조기에 알아낼 수 있으며, 목이 계속 쉰 상태인 사람은 성대암, 삼 주일 이상 입 안의 같은 부위가 아플 경우 구강 암, 피부에 난 점에 변화가 생긴 경우 멜라노마(Melanoma. 피부암의 일종인 흑색종)의 징후가 아닌지 의심해 보아야 한다. 이런 환자들이 치료를 받는 시기를 놓치는 것은 억울하다.

가족에게 버림받은 환자들은 억울한 사람들이다. 남편이 병이 나면 그 수발을 잘하는 배우자가 돋보인다. 아픈 부인을 항상 병실에서 돌보다가, 어느 날 오후 "사랑해요, 여보." 마지막 한마디를 남긴 채 부인이 숨을 거두었을 때 눈물을 흘리면서 지켜보던 어느 할아버지는 참 거룩해 보였다. 새벽 두 시에 구십이 다 된 아버지의 운명을 홀로 지키고 있던 어느 딸의 모습은 무척 외롭지만 아름다운 기억으로 남아 있다. 그러나 경우에 따라서는 병 수발 하다가 이혼하는 사람들도 있다. 암에 걸린 사람은 우선 우울증에 빠진다. 처음에는 담담할 수도 있지만 시간이 지나면 난폭해지기도 한다. 치료 과정에서 오는 스트레스와 병이 주는 고통이 육신을 힘들게 하고 영혼을 아프게 하기 때문이다. 가족이 그런 점을 잘 이해하여 내색하지 말고 조용히 환자의 편에서 돌봐 주어야 할 것이다. 가족이 따뜻한 간호를 하지 못하면 환자는 억울한 느낌을 갖게 되고, 그러한 마음의 상처는 안 그래도 괴로운 육체를 더 망가뜨리는 악순환이 되풀이되는 것이다. 물론 가족도 힘들다. 필요 이상의 응석을 받아 주어야 하고, 경제적으로나 육체적으로 어려움을 참고 끝까지 환자를 돌봐 주어야 한다. 이런 부처 같은 자비와 동정, 인내와 사랑을 받지 못하는 환자들은 억울한 환자들이다.

병은 고쳤으되 치료가 지나쳐 환자가 죽는 경우는 억울하다. 동료 비뇨기과 의사 하나가 은퇴한 이후에 폐와 비강에 생긴 웨게너육아종으로 화학 치료를 받다가 이틀 만에 그 부작용인 패혈증으로 사망한 경우가 있었다. 대부분의 화학 약품은 부작용이 많다. 백혈구의 수를 떨어뜨리거나 혈소판에 영향을 주어서 치료 도중 출혈이나 세균 감염으로 사망할 위험 부담이 있다. 통계학적으로 몇 달 더 살 수 있다는 계산 때문에 이런 치료를 받다가 더 일찍 사망하는 사람들은 억울한 사람들이다. 그러나 좋은 종양내과 의사들은 환자들에게 이런 설명을 충분히 하고, 그래도 원한다면 시술을 한다. 환자 본인이 그만큼 간절히 원하는 것이었으므로, 이런 경우는 그래도 후회가 적다. 그리고 사실, 전쟁에서 이기기 위해서는 어느 정도의 위험이 따르는 전투를 감수해야 하고 희생도 따르기 마련이다.

아무리 귀한 자식이라도 교육할 때는 엄하게 가르쳐야 하듯이 의사가 병을 다룰 때는 아무리 가까운 가족이나 친척 친구라도 처음부터 철저히 다루어야 한다. 그런 치료를 못 받은 환자는 억울한 환자들이다. 강하고 냉정하게 치료하지 못하고 인정에 끌리다 보면 치료가 제대로 이루어지기 어렵다. 의사는 너무 가까운 친척이나 자신의 가족을 치료하기 힘들다는 이야기다.


의학은 계속 발달해 간다. 진단 면에서도 엑스선, CT, MRI, 패트 스캔의 발달로 암의 부위를 확인하고 치료 결과를 검토할 수도 있다. 옛날 같으면 복강을 수술로 열어서 하던 진단도 초음파나 CT로 바늘만 찔러서 조직을 떼어 내어 진단을 내릴 수도 있다. 혈액 검사를 통하여, 또는 조직 자체에 특수한 염색을 하거나 혈액에 함유된 화학 물질 검사로 진단과 치료의 근거로 삼기도 한다. 레이저나 내시경, 복강경 로봇 시술법을 통해 수술하기도 한다.

제약 회사와 각종 연구실에서는 새로운 약이나 기구에 대한 임상 실험이 계속되고 있다. 세계 여러 나라의 의료진들 또한 꾸준히 연구를 하고 있다. 신약을 개발하여 임상 실험을 거친 후 인체 실험을 한 환자들에게서 뜻밖에 좋은 결과가 나타났을 때 그들은 환희의 기쁨과 감격을 느낀다. 이런 새로운 약들은 FDA의 승인이 떨어지면 일반 치료에 사용할 수 있게 된다.

그러나 한 가지 변치 않는 현실은 아직도 많은 환자들이 암으로 죽는다는 것이다. 암의 조기 발견과 계속적인 수술 기술의 향상, 면역학·유전학·세포생리학적인 이해의 증가, 새로운 치료제의 개발 등등 끊임없는 연구에 그 해결책을 기대하고 있기는 하지만, 무엇보다 중요한 것은 암의 발생을 미리 예방하는 것이다.

인류가 최소한의 비용으로 큰 희생 없이 암을 정복하여 사람들 모두가 건강하게, 100년 이상 천수를 누릴 수 있다면 얼마나 좋은 일인가!

# 결핵이 또다시

과거 우리나라는 결핵의 왕국이었다. 이 병은 우리나라뿐 아니라 전세계적으로 오랜 세월 동안 국민들의 건강을 위협해 왔다. 결핵은 영양 상태가 좋지 못한 사람이나 암 환자, 오랜 질병에 시달리는 환자나 피곤하여 면역이 떨어진 사람, 그리고 밀집된 주거 환경에서 생활하는 사람들에게 쉽게 전염되는 병이다.

지금이야 결핵 퇴치에 많은 성과를 거두고 있지만, 지금의 젊은 세대들이 상상조차 할 수 없을 정도로 혹심한 브릿고개를 넘겨야 했던 시절에 저소득층에게는 크나큰 위협이 되었던 질병이다.

어느 집이나 가족사를 들추다 보면 한두 명쯤 결핵에 걸려서 고생하지 않은 집이 없고, 가슴 엑스선을 찍어 보면 이 균에 감염되었던 흔적(프라이머리 콤플렉스)이 있는 사람도 상상외로 많다.

군의관을 마치고 나서 충청도에서 각종 공장을 돌며 건강 진단을 하는 의사로서 잠시 시간을 보낸 적이 있었다. 그 당시에는 엑스선 기계를 차에 싣고 시골길을 다니면서 가슴 사진을 찍어서 환자를 가려내기도 했다. 또한 초등학교 시절에는 결핵 피부 반응 검사를 하여 음성으로 판명나면 BCG 주사를 양쪽 어깨에 맞기도 하였다. 이 모든 것이 결핵을 퇴치하려는 정부의 노력의 일환이라는 것은 주지의 사실이다.

1972년, 내가 미국에 처음 도착했을 때, 입국 심사를 받기 위해 여권과 함께 들고 있던 것은 커다란 엑스선 봉투였다. 입국 후 최종 목적지에 도착하면 경우에 따라 법에 의하여 근교 병원에 가서 객담 검사를 하기도 했다. 결핵균이 나오는지 조사하기 위한 것이다. 간혹 양성으로 나오는 사람은 정부에서 치료를 해 준다. 결핵 환자가 많은 대한민국에서 왔다고 차별 대우를 한 것이 아니라 일단 이민 온 사람은 누구나 검사하고 병이 있으면 치료하여 전체 국민의 건강을 보호하자는 취지다.

미국이라는 나라도 그 병을 퇴치하기 위하여 수십 년 동안 환자들을 격리 수용하였다. 1930년부터 1950년까지 전국적으로 결핵 전문 병원만 600곳이나 되었다.

결핵은 주로 호흡기를 통해 결핵균에 감염됨으로써 걸리는, 대개는 만성병이다. 우유가 소독이 안 되던 시절에는 소 젖에 의하여 감염되는 수도 있었다. 사람이 밀집한 공공건물이나 교통수단에서 밀폐된 공기를 함께 들이마시면 더 쉽게 세균에 노출되는데, 학교나 탁아소, 극장, 식당, 지하철 등 많은 사람이 운집한 곳이면 어디나 세균이 살고 있다고 가정할 수 있다.


결핵균에 감염되어도 초기에는 자각하지 못하는 경우가 대부분이다. 가끔 부모가 아이의 임파선이 만져진다며 진료실을 찾는 경우가 있는데, 정상적인 소아의 경우도 어른과는 달리 임파선이 많이 만져진다. 특히 감기나 편도선염에 의한 임파선의 비대는 흔히 있는 일이다. 하지만 만일에 그 임파선의 크기가 점차 더 커지거나 눌러서 아프거나 하면 반드시 전문의의 진료가 필요하다. 그렇지 않고 수년 동안 변하지 않는 임파선은 흔히 정상적인 어린아이에게 있는 소견이다. 물론 결핵성 임파선염인 경우도 있다.

어른의 경우 새로이 임파선이 만져지고 커진다면 중대한 병일 가능성이 있고 조직 검사가 필요한 경우가 많으니 이비인후과 의사나 외과 의사에게 문의해야 한다. 특히 담배를 장기간 피웠거나 술을 많이 마시는 사람들, 45세 이상인 사람들은 이 경우 더욱 정밀한 검사가 필수적이다. 이것은 결핵의 한 증상일 수도 있고, 또는 암에 의한 전이 때문인 경우도 있다. 초기에 손을 써야 치유될 확률이 높다.


인류는 오랫동안 결핵에 시달려 왔다. 동서양의 제왕 제후들을 비롯해 빈부귀천을 가릴 것 없이 많은 이들이 이 병균 때문에 생명을 잃어 갔다. 물리학상과 화학상으로 노벨상을 두 번이나 탔던 퀴리도 골수의 병과 면역 저하에 따른 결핵과 유사한 질병으로 생을 마감한 것으로 추측된다. 유명한 시인, 음악가, 문학가 할 것 없이 많은 예술가들도 이 질병으로 젊은 나이에 세상을 떠났다.

근세기에 들어 의학의 발전으로 결핵의 원인균이 발견되었고, 또한 그 치료 방법이 갖은 시행착오 끝에 개발되었다.

초기에는 격리해야 한다는 이론이 우세해 국가적으로 격리 수용을 위한 병원을 설립했고 환자들은 가족을 떠나 외롭게 지내야 했다. 혹은 태양광선이 좋다고 해서 모두들 햇볕을 쪼이려고 추운 겨울에도 밖에 나와서 해를 향하여 누워 있기도 했다. 또, 산소 탱크에 환자를 넣어 보기도 했다.

1943년, 뉴저지의 한 의사가 스트렙토마이신이라는 약을 찾아냄으로써 항결핵균 치료가 본격적으로 시작되기까지는 오랜 시간이 걸렸고, 그 이후 좋은 약품들이 치료제로 추가되어 수많은 생명을 살릴 수 있게 되었다.

초창기에 사용하던 스트렙토마이신은 결핵균을 죽이는 데는 좋은 약이나 청력에 손상을 가져오는 등 부작용이 많아서 그 피해를 입는 사람도 생겨났다. 그러나 결핵을 퇴치하는 데 이 약이 큰 공헌을 한 것만은 사실이다.

요즈음은 스트렙토마이신은 잘 사용하지 않고 다른 좋은 약들을 쓴다.


인류의 생존과 더불어 세균들도 살아남기 위해 필사의 노력을 한다. 변형을 계속하면서 약에 대한 내성을 획득하기도 한다. 세균에 감염된 환자에게 약물을 투여할 경우, 정확한 용량을 충분한 기간 동안 투여해야 함에도 그것을 게을리 하다가 그 약물에 대한 내성을 갖게 하는 것이다. 더구나 에이즈나 C형 간염 같은 질병에 걸린 환자들이 결핵균에 감염되면 내성균이 생겨날 확률이 매우 높다고 한

다. 쇠약한 호스트를 호시탐탐 노리는 강도와 같은 것이 바로 이 세
균들이다. 균은 우리 주위 어디에나 늘 도사리고 있다고 해도 과언
이 아니다. 그런데 이러한 균이 건강한 사람들에게는 들어왔다가도
그 흔적만 남기고서 프라이머리 콤플렉스로 남아 있다가 호스트가
피곤하다든지 영양이 부족하거나 면역이 극도로 떨어져 있을 때 그
본색을 드러내어 질병의 증상을 나타나게 하는 것이다.

앞으로도 결핵균이 이 지구상에서 완전히 사라지기는 힘들 것이
다. 세계는 점점 좁아져 가고, 나라와 나라 사이의 벽이 무너지고 있
다. 또한 빠른 시간 내에 서로 왕래할 수 있는 일일성활권이 되어가
고 있다. 인류 역사상 가장 큰 왕국이었던 칭기즈 칸의 몽고 제국이
망한 것은 국력이 쇠퇴해서가 아니었다. 종교나 빈브의 차이, 잘못
된 정치 제도 때문도 물론 아니었다. 동서남북으로 커다랗게 펼쳐진
왕국을 왕래할 수 있는 도로나 운하, 해양 교통수단 등 모든 것이 아
주 잘 발달되어 문화와 경제 교류가 꽃을 피우던 시기에 이 왕국이
멸망한 것은 페스트라는 질병의 확산 때문이었다고 역사가들은 말
한다. 가뜩이나 전염성 강한 균이 운하를 다니는 배나 말이 끄는 수
레를 타고 무서운 속도로 번졌던 것이다. 눈에 보이지도 않는 그 조
그마한 세균의 힘이 얼마나 큰가를 실증한 역사적 사실이다.

다시 기승을 더해 가는 결핵균과 더불어 광우병, 사스, 조류독감,
그 밖에도 우리가 아직 모르는 여러 전염병이나 알고 있음에도 예방

을 게을리 하는 내성균들……, 이런 모든 균들에 대하여 인식을 새
롭게 하고, 전 세계가 힘을 합하여 예방하고 치료함으로써 귀중한
우리의 생명을 보호해야 할 것이다.

# 깨끗한 병원

가정집이든 공공건물이든, 청결한 환경은 그 어디서나 중요하다. 특히 사람의 건강을 다루는 의료 시설의 경우, 보이는 곳은 물론 보이지 않는 곳까지 청결하게 관리해야 함은 말할 것도 없다. 그 건물과 시설, 거기에서 일하는 의사와 간호사, 그리고 심지어 음식을 다루는 식당 종업원까지도 청결해야 함은 물론이다.

보통 사람들에게 깨끗하게 보이는 청결에서부터 일반인들에게는 보이지 않는 부분인 의료 기구와 혈액, 환자의 분비물 처리, 의료인들의 건강까지도 청결 문제에 직결된다. 특히 의료 기구의 소독 문제는 앞으로 반드시 해결해야 할 우리나라의 문제점이라는 것이 수년간 한국에서 환자를 치료해 온 동료 의료인들의 의견이다.

병원에는 지독한 악성 균이 우글거린다. 친구 부인이 엠 디 앤더슨(M. D. Anderson)이라는 암 전문 병원에서 치료받았다. 퇴원할 때 병실에서 별로 쓰지도 않은 시트나 일용품들을 다 태워 버리는 것을 보고 아까워서 달라고 하니까 균의 전파를 방지하기 위해서 그렇게 할 수밖에 없다고 하더란다. 당연한 이야기다.

오늘날, 세상에는 치료가 안 되는 골치 아픈 세균들이 등장했다. 에이즈 균, 간염 바이러스 A · B · C · D · E 등 이종(異種) 간염 바이러스, 매독, 결핵균, 항생제 내성균⋯⋯. 이 균들이 인간의 생명을 앗아 가고 있다. 이런 균을 가진 환자들이 들락거리는 병원의 중환자실이나 식당, 세탁소 등은 특히 위생을 철저히 해야 한다. 또, 수술실에서 쓰이는 기구들과 내시경 등 각종 기구 소독하기, 수혈에 사용하는 피 철저히 검사하기, 장기 이식에 사용되는 장기의 상태 체크하기 등의 과정은 직접 치료를 받는 환자의 건강뿐 아니라 수년 후 모든 국민의 건강과 직접적으로 연관된다.

미국에서는 OSHA(Occupational Safety and Health Administration. 직업 안전 위생 관리국)라는 기구가 1990년대부터 이런 세부 사항을 세심하게 교육, 감독한다. 법적인 권한도 가지고 있기 때문에 모든 의료 기관에서 이 기구의 지시를 따른다.


"박사님, 왜 마스크를 쓰고 진료를 하십니까?"

1977년, 사무실을 처음 차리고 진료를 할 때 환자가 이따금 내게 묻던 말이다.

"제가 무슨 나쁜 병에라도 걸렸습니까? 장갑은 왜 끼십니까?"

내가 너무 지나친 방어 태세를 취한 것일까? 그러나 1980년대 에이즈와 C형 간염이 돌기 시작하면서부터는 환자들이 정반대의 요구를 한다.

"박사님, 장갑과 마스크를 새것으로 끼고 진찰해 주세요."

치과의 경우도 장갑과 마스크를 끼고 멸균된 깨끗한 기구로 구강을 다루지 않는다면 매우 위험한 일이 발생할 수 있다.

서양 사람들은 생마늘 냄새를 싫어한다. 특히 이비인후과 의사가 코 가까이에서 구강을 진찰할 때 그런 냄새를 풍기면 역겨워한다. 코들이 커서 그런지 후각이 굉장히 발달되어 있다. 그래서 의료인의 경우는 목욕을 자주 하고 겨드랑이의 냄새를 중화하는 향수를 뿌리는 것이 이 나라에서는 필수적이다.

어쨌든 나는 그때부터 지금까지 마스크를 쓰고 환자를 보았다. 물론 소독도 규정에 따라 철저히 한다. 일회용 바늘이 나오기 전에는 이미 사용한 바늘을 알코올에 담갔다가 다시 사용했는데, 지금은 허용되지 않는 소독법이다.


"서 박사 당신, 쉰 살이 되었으면 대장 내시경을 해야 하네."

이탈리아 출신이며 내 골프 친구인 딕 카폰이라는 장 내과 전문의가 내게 넌지시 이야기한다. 미국은 대장암이 많은 나라다. 고기를 주로 먹고 변비가 심하면 걸릴 확률이 높다. 폴립이 장의 벽에서 서서히 자라나면 대개는 10년쯤 후 끝내 암으로 변하기 쉽다. 내시경으로 장을 검사하다가 그런 징후가 보이면 그대로 도려내기도 한다.

항문을 남에게 내보이는 것은 창피한 일이고 자존심이 걸린 문제다. 보는 사람하게 굴복한다는 기분을 느낄 수도 있다. 그러나 오래 살려면 별도리 없다. 하루나 이틀 물 종류만 먹다가 밤새도록 설사제를 먹고 나면 서서히 내장이 운동을 시작한다. 아칙쯤 되어 건더기 없이 거의 물만 나오는 정도로 장 청소가 되면 병원으로 간다. 내시경실에 누워 정맥으로 포도당을 맞으면서 손가락에는 마치 E.T. 같이 산소 모니터 테이프를 붙이고 옆으로 누워 순서를 기다린다. 이윽고 나타난 의사는 손가락으로 직장을 내진하고, 남자의 경우 전립선의 이상 여부를 검진하고 나서 뱀처럼 생긴 내시경을 항문 괄약근을 통해 삽입한다. 환자는 모니터로 내장 내부의 구조를 의사와 함께 볼 수 있다. 빤짝거리는 동그란 서클을 그리며 지나가는 붉은 능선을 보면서 혹시 두드러진 폴립이 있는지 관찰한다. 왼쪽 비장에서 직각으로 꾸부러질 때가 조금 힘들고 오른쪽 간장 굽이는 더 힘들다.

"딕! 왜, 안 들어가는가?"

손으로 조금 밀어 보니 쉽게 들어간다. 조그마한 폴립을 루프로 죄어 떼어 낸다.

"이곳 말고는 아주 깨끗하구먼."

그가 하는 말이다. 진통제를 맞은 탓에 한 10분쯤 있다가 깨어났다. 미국 의사들에게 주사를 맞을 때는 항상 양을 적게 하라고 당부해야 된다. 그들 기준으로 너무 많은 양을 주니까 잘 깨어나지 못하는 경우가 있다.

조직 검사 결과 암이 아니라며 5년 후에 다시 보자고 한다.

그런데 이런 내시경 기구의 소독은 어떻게 할까? 식당에서 쓰는 숟가락이나 젓가락은 그저 물에 잘 씻으면 되지만, 내시경 기구는 반드시 규정에 따라 소독해야 한다.

우선, 다른 사람의 분비물이나 혈액, 혹은 대변 찌꺼기가 붙어 있다면 잘 세척해야 한다(7~8분). 그리고 OSHA 규정대로 일정한 장치와 약품이 들어 있는 자동 소독 기계에 집어넣고 45분간 돌려 건조까지 마무리하면 된다.

기구를 소독하는 데 한 시간 정도, 환자를 시술하는 데 30분, 그러니까 하루에 기구 한 세트로 일곱 명 정도의 환자를 진료할 수 있다는 얘기다. 우리 클리닉의 경우 수십 개의 내시경 기구를 가지고 있어서 기구가 부족한 경우는 없다. 가격으로 따지자면 한 세트에 1억 원을 호가한다. 우리나라 의료 보험의 경우 한 사람당 진료 수가가 병원비와 의사의 수당, 마취료를 합해 단돈 오만 원이다. 이에 비하여 미국에서는 병원비만 1,000달러이고 의사가 80C달러를 받는다. 이처럼 말도 안 되는 우리나라 보험 수가를 올려 줘야 병원들이 소독을 제대로 해서 시술할 수 있을 것이다. 그렇지 않을 경우 수지를 맞추기 위해 25년 전과 같이 약식 방법으로 소독한다면 무서운 간염이나 에이즈, 결핵 등이 전파되는 위험한 결과를 초래하게 된다.

얼마 전, 우즈베키스탄에 의료 봉사를 가서 안과 수술을 하고 돌아온 동료 의사 얘기가, 그 나라에서는 수술 장갑도 끼지 않고 소독약에 손을 담갔다가 수술을 하더란다. 이렇게 되면 수술 후 감염률이 정말 오백 배도 더 된다. 심한 경우 실명할 수도 있는 상황이다. 우리나라에서 우즈베키스탄 같은 상황이 일어나서야 되겠는가. 세계 경제 대국으로 성장하려는 이 마당에, 의료 제도도 그에 맞추어 현실화되어야 한다고 생각한다. OSHA와 같은 감독 및 교육을 하는 기관이 우리나라에도 꼭 필요하다.

나는 에이즈 환자를 다룰 때나 보통 환자를 다룰 때나 똑같은 절차와 방식으로 환자를 대한다. 우리나라에는 아직 그런 환자가 많지 않아서 괜찮다고 하는 의사들도 있을 것이나, 미국에서 20년 전 그랬듯이, 그런 생각은 잘못된 결과를 낳는다. 내가 본 첫 번째 에이즈 환자는 다섯 살 된 어린 소녀였으니까, 예측을 불허하는 경우가 있다는 것을 알아 두기 바란다.

예전에는 의사나 응급 구조를 하는 사람들이 길을 가다가 도로변에서 사고를 당한 사람을 보고 도와주는 경우, '착한 사마리아법'을 적용해 칭찬했다. 이제는 심지어 그런 구급 행동도 적절한 장비 없이 마구 할 수 없다. 환자에게 나쁜 병을 줄 수 있기 때문이다.


수술실에서 일하는 간호사가 콜로라도 고속도로를 여행 중, 도로변에서 교통사고를 당한 사람을 발견하고 구급차가 오기 전까지 자신에 대한 방어 조치 없이 남편과 함께 구조한 일이 있었다. 그런데 그때 피부에 약간 입은 상처 때문에 환자에게서 C형 간염이 전염되어 이 유능했던 간호사는 투병 끝에 사망했다.

차기 미 대통령 후보로 나서려고 하는 흉부외과 의사 빌 프리스트 의원은 국회 건물 내에서 총상이나 그 밖의 사고가 일어나면 항상 제일 먼저 치료 가방을 들고 현장에 나타난다. 그런데 그의 경우에도 방어 준비는 완벽하게 하고 진료에 임한다는 것을 알아야 할 것이다.

적절한 기구 없이 구강 대 구강 인공호흡을 한다든지, 소독이 안

된 톱날 같은 이발 기구나 가죽 벨트에 쓱쓱 갈아서 쓰는 면도날을 사용한다든지, 또는 피를 최신식(단백질 반응에 의한 검사)이 아닌 방법으로 스크린한 후 수혈을 하는 것은 국민의 건강을 해치는 무책임한 행위다.

우리나라의 치과 병원, 내시경 검사, 이발소, 그리고 수혈……, 이 모든 행위가 제대로 위생적으로 이루어지는지 심히 염려스럽다. 일반인들은 병원이 몇 개의 내시경 기계로 하루에 몇 명의 환자를 보는지 알아보면 제대로 소독하는지 알게 될 것이다. 암의 예방을 위한 진료 과정이 병원균을 전파하는 결과가 된다면, 그것은 의미 없는, 아니 오히려 해가 되는 의료 행위인 것이다. 만일에 우리 가족이나 친척이 그런 미비한 의료 행위로 귀중한 생명을 당장은 아니더라도 몇 달, 혹은 몇 년 후에 잃는다고 생각하면 분통이 터지는 일이다(보통 사람은 그 원인을 모르고 지나가는 경우도 있다).

간염이나 간암, 간경화증이 많은 아시아 여러 나라가 이런 문제점을 하루속히 파악해 그 대책을 세워야 할 것이다.

광우병을 막기 위하여 수십만 마리의 소를 태워 없애고, 조류독감을 막기 위해 세계가 긴장하는 이 시점에서 수십 년 동안 노출되어 온 국민 건강의 허점을 하루빨리 시정하여 모두의 건강을 지킵시다!

# 편도선은 왜 떼는가?

이비인후과 의사인 나에게 이 같은 질문을 해 오는 사람이 많다. 해부학적으로 편도선은 구강 뒤쪽 양측에 깊숙이 위치한다. 림프 조직의 한 부류인데, 구강과 비강이 연결되는 구강 상부, 즉 비강후부 벽에 붙어 있는 아데노이드라는 림프 조직과 혀뿌리 부근에 있는 설편도와 더불어 세균의 침범을 막는 경비망의 역할을 한다.

정상적인 경우에는 인체에 도움을 주지만, 필요에 따라 이 조직들을 떼어 내도 임상적인 해가 된다는 면역학적인 증거는 없다. 편도선이 곪거나, 너무 비대하여 숨길을 막거나, 음식물을 삼킬 수 없거나, 종양이 발생하거나 하면 수술적 조치를 해 주어야 한다.

염증의 경우는 일단 항생제 등 약물 치료를 시도하고, 실패하면 수술을 권한다. 내 환자들의 몇 가지 사례를 적어 본다.

**환자 1**

밤 열한 시 반쯤이었다. 잠옷을 입은 채, 읽던 책을 덮고 잠자리에 들려던 참이었다.

전화벨이 울린다.

'아이고, 자려고 하는데 누가 또 부르나?'

수화기를 들었다. 친숙한 간호사, 켈리 노비키의 음성이다.

"안녕하세요. 세인트 리타스 병원 소아과 간호사 켈리인데요."

"어쩐 일입니까?"

"오늘 오후에 생후 8개월 된 흑인 환자가 닥터 와이너만의 서비스에 입원했어요……."

"예, 그런데요?"

"고열이 심하고 지난 이틀간 아무것도 먹지 못했습니다. 그런데 숨을 잘 못 쉬어요. 숨소리가 아주 시끄럽습니다. 닥터 와이너만이 이비인후과 응급 진료를 요청해서 밤늦게 전화 드리는 겁니다. 아주 급한 상황이에요."

"그래, 무슨 치료를 받고 있습니까? 스테로이드나 항생제는 투여했습니까? 혈액의 균 배양과 구강균 배양은요? ……알겠습니다. 곧 병원으로 출발하죠."

그녀는 아주 우수한 간호사다. 소아과에서 일하는 간호사들은 대개들 실력이 좋다. 조그마한 실수에도 민감한 갓난아기에서부터 17세의 청소년까지를 다루는 병동이기 때문이다. 숨을 들이쉴 때 목 가운데 부분이 빨려 들어간다고 하니, 기도에 문제가 있는 심한 응급 상황인 것이다. 서둘러야 한다. 옷을 대강 주워 입고, 병원으로 가면서 수술실에 연락해 당직 마취 의사와 간호사들을 대기시켰다.

소아 중환자실에 도착했다. 정맥라인과 산소마스크, 피검사의 기록을 체크하고 나서 그 밖에 필요한 질문과 다음 단계의 치료를 위한 의논을 하기 위해 아기의 부모를 찾았다.

30대 여인과 16세짜리 소녀가 들어온다. 그 16세 소녀가 바로 아기 엄마고 30대 여인은 할머니란다. 아기는 흑인 피가 섞인 것 같은데 아기 엄마는 백인이다. 고등학생인데 흑인 남자 친구를 사귀다가 임신을 했고, 아직 애 같은 나이에 아기를 낳았으니 기를 능력이 없어 할머니가 기르고 있다고 한다. 이런 일이 미국에서는 흔하다. 사실 이 나라에서는 절반 정도의 인구가 비정상적인 방식으로 태어나 성장한다고 하니 이런 측면에서 볼 때는 미국의 장래가 걱정되는 것도 사실이다. 평균 한 가족에 한 명 남짓 아이를 낳고, 비싼 교육비를 써 가면서 정성을 다해 힘들여 기르는 우리나라의 어린아이들에 비하면 놀라운 일이다.

틴에이저 엄마에게 이야기를 시작했다.

"이 아이는 아주 위험한 상태입니다. 빨리 수술을 하지 않으면 생명을 잃기 쉬워요. 약물 치료를 시도했지만 호전되지 않습니다. 수술이 안전한 상황은 아니지만, 다른 방도가 없어요. 편도선과 아데노이드를 떼어야 합니다……"

나의 설명에 아기 엄마와 할머니가 이해하겠다면서 동의한다. 환자는 다행히도 지난 여덟 시간 동안 위가 공복이고, 수술에 필요한 피검사도 되어 있으며, 아스피린 등 출혈을 일으키는 약물은 며칠간 복용치 않았다. 흑인에게 필요한 검사인 시클 세포 검사도 음성이라 좋았고 약물에 대한 알레르기도 없다는 것을 확인하고는 환자를 수술실로 빨리 옮기라고 지시했다.

간호사와 마취 의사가 환자에게 산소를 공급하면서 수술실 쪽으로 이동시키려 하자 할머니가 몹시 걱정스러운 얼굴로 묻는다.

"이 아이 괜찮겠지요?"

"너무 걱정 마세요. 수술 자체는 그리 큰 수술이 아닙니다."

나는 그녀를 안심시켰다. 동시에 법적으로 하자가 없도록 수술 동의서를 마무리했다. 미국에서는 환자의 질문 하나하나에 매우 조심해서 대답해야 한다. 비극적인 이야기지만, 심지어 무료로 인술을 베푼 경우에도 치료 결과가 좋지 않으면 의료인이나 병원을 상대로 소송을 거는 경우가 다반사다. 악덕 변호사가 환자와 의사의 좋은 관계를 망쳐 가고 있는 것이 요즈음의 미국 현실이다. 그리고 소송에 길들여지고 잘 연습된 것이 이 나라 인간 사회의 모습이다.

마취 의사 닥터 포터는 아주 좋은 의사다. 디트로이트에서 의과대학을 나온, 흑백이 섞인 사람인데 그와 함께 일하면 늘 안심이 된다. 사실 이런 이야기에 구태여 인종을 구분하는 것이 실례라는 생각도 든다. 그러나 환자를 볼 때는 반드시 의학적으로 인종 문제를 따져야 한다. 환자의 병력은 지역별, 인종별, 또 가족별로 중요한 차이를 나타내기 때문이다. 그러나 사실 여러 인종이 섞이거나 다른 인종의 피가 불과 몇분의 일 정도만 섞인 경우도 있기 때문에 육안으로 구분하기는 매우 힘들다. 우리도 단일 민족이라고 자랑하기는 하지만 반드시 그렇지 않을지도 모른다. 남한 사람 북한 사람, 서쪽 사람 동쪽 사람이 어딘가 모르게 다르기 때문이다.

"헤이, 스캇! 자네, 진짜 백인인가?"

한 친구에게 이런 질문을 했더니 이렇게 대답한다.

"아니. 나는 8분의 1은 아메리칸 인디언이라네."

그러면서 웃는다. 수만 년 전 북아시아에서 알래스카로 건너온 인디언의 피가 섞여 있다는 말이다. 그러고 보니 어딘지 모르게 동양인 같은 데가 있다고 생각했었다. 사실 따지고 보면 백인이라도 이 나라 사람들은 먼 조상이나 할아버지, 아버지가 잘살아 보려고 다른 대륙에서 이 땅으로 건너온 사람들이다. 그러니 피가 모두들 섞여 있다.

닥터 포터가 아기 환자의 볼을 살살 문지르면서, 산소 공급을 충분히 해 가며 수술대 위에서 전신 마취 절차를 밟는다. 수술복으로 갈아입고 손을 씻은 후 멸균 수술복을 입는 것으로 나의 준비가 완료되었을 때, 그가 기도에 튜브를 무사히 삽입했다. 만일의 경우, 즉 마취 의사가 튜브를 못 넣으면 사용하려고 메스와 튜브를 들고 기다렸으나 다행히 상기도 문제는 마무리가 잘된 셈이다.

구강편도 절제 기구로 환자의 막힌 구강의 편도를 하나하나 박리하여 절제했다. 거의 공간이 없을 정도로 막힌 상태였다. 아데노이드도 잘 긁어서 떼어 내고 코로 가는 기도도 열어 주었다. 지혈은 2-O 프레인(plain)의 흡수되는 실을 펜 바늘로 두 번씩 꿰뚫어 봉합하고 아데노이드 지역은 대개 피가 잘 멈추나 출혈이 많은 경우 비강벽을 가는 실로 봉합하거나 전기 석션팁으로 소작한다. 젊은 이비인후과 의사들이 편도선 수술시 전기 소작술을 사용한 후에 출혈 문제로 응급 도움을 요청하면, 나는 실과 바늘로 봉합하는 방법을 알려 준다.

수술을 무사히 마친 환자가 회복실에서 깨어났다. 숨결도 조용하고 얼굴색도 좋다. 대기실에 있던 환자의 가족을 불렀다. 그때까지 보이지 않던 흑인 틴에이저 아기 아빠가 나타났다. 그들에게 수술 내용을 설명하고 수술 후의 주의 사항을 알려 주었다. 특히 음식은 푸딩같이 아주 보드라운 것이나 액체여야 한다고 설명했다. 어른들이라도 편도선 수술 후 적어도 두 주간은 아주 소프트한 음식을 먹어야 한다. 절대로 오징어나 포테이토칩같이 목과 입 안이 긁히는 음식을 주어서는 안 된다. 출혈을 일으켜 생명을 위협받을 수 있기 때문이다.

조용히 깨어난 이 어린아이에게 정맥으로 항생제를 투여했고, 수일 후 열도 떨어지고 연한 음식과 액체도 잘 삼킬 수 있게 되자 퇴원했다. 항생제를 일주일 더 복용시켰고, 진통제는 필요할 때만 사용하라고 지시했다. 열흘 후, 환자가 완전히 회복된 것을 보니 매우 기뻤다.

**환자 2**

노인 병동에서 전화가 왔다. 95세 된 백인 여자 환자인데 숨소리가 거칠고 음식을 잘 삼키지 못한단다.

"저는 이비인후과 의사입니다. 할머니의 주치의가 진료를 부탁했습니다. 불편한 점을 모두 얘기하세요, 할머니."

"목 안의 왼쪽이 아주 답답하고 무엇인가 막혀 있는 것 같습니다."

마치 감자를 물고 있는 것 같은 음성으로 대답한다.

내 진단상 소견은 목 오른쪽에 세 개의 큰 임파선이 만져지고, 구강편도가 삼키고 숨 쉬는 데 지장을 줄 정도로 커져 있다.

"가족 중에 암이나 다른 나쁜 병으로 죽은 사람은 없나요?"

"남편이 10년 전에 심장 마비로 떠나갔고, 그 외에는 별로……"

그녀에게 '조직 검사를 해야 하고 경우에 따라서는 비대한 편도선을 떼어야 할지도 모른다'는 암시를 주고 나오는데 그녀가 나를 다시 부른다.

"박사님, 엉뚱한 이야기일지 모르나, 두 달 전에 제가 기르던 작은 개가 죽었습니다. 그런데 수의사의 이야기가 아마도 임파선암으로 죽었을 것이라더군요."

"아, 그렇습니까? 참 이상한 일이군요……"

며칠 후, 나는 부어 있는 그녀의 한쪽 편도선을 떼어 냈다. 그리고 병리사들이 원하는 대로 용액에 담지 않고 프레시하게 조직을 보냈다. 일주일 후, 임파선암이라는 확진이 내려졌다. 치료는 혈액종양내과 전문의에게 의뢰했다. 결과는 좋았던 것으로 기록되어 있다.

이 환자는 내가 수술적으로 치료한 최고령 환자다. 어떤 종류의 암은 바이러스나 유전 인자의 자극 등에 의해 발병할 수 있다는 추측이 나오고 있다. 혹시 강아지에게 그녀가, 아니면 그녀에게 강아지가 전염된 것은 아닐까 하는 의문도 든다.

## 환자 3

제복을 입은 사십 대 소방대원이 스무 살쯤 된 젊은 대원을 데리고 나타났다.

"닥터 씨오, 이 사람은 제가 데리고 있는 델보스 시 소방대원입니다. 하도 졸기만 하기에 무조건 끌고 왔습니다."

진찰 의자에 앉혀 놓은 환자는 우리가 짧은 대화를 나누는 동안에도 갑자기 소리를 내며 코를 골기 시작한다. 머리를 숙이고 숨을 몰아쉬다가는 그것마저 정지하고 입술이 파랗게 변한다. 깜짝 놀란 나는 그를 흔들었다. 그러자 그가 고개를 들고 다시 숨을 쉬기 시작한다. 그리고 우리를 보고 웃는다.

"저런, 무호흡증이군요. 아주 심한데요. 언제부터 이랬습니까?"

그를 데리고 온 소방대원이 설명한다.

"이 사람이 제가 강의하는 시간이면 이렇게 잠만 자지 뭡니까. 심지어는 사이렌을 울리며 진화 작업을 나가는 소방차를 타고 가면서도 이렇게 잠에 빠져듭니다. 이래서야 되겠습니까?"

문제의 심각성이 어느 정도인지 알 수 있었다. 구강의 상태를 조사하기 위해 입을 벌렸더니 혀가 솟아 올라와서 목젖이 보이질 않았다. 기구로 혀를 누르고 들여다보니 편도선이 커져서 기도를 꽉 막고 있었다. 키도 몸무게도 보통인 사람인데 편도선의 크기가 일반인의 두 배는 된다. 나는 서둘러야겠다고 생각했다.

"수술을 서둘러야 합니다. 낭비할 시간이 없어요. 빨리 수면 검사를 의뢰하고 수술 스케줄을 잡읍시다."

다음날, 수술 전 마취과 의사에게 환자에 대해 잘 설명하면서 마취를 안전하게 해 줄 것을 당부한 후 수술에 임했다. 이런 환자가 지나친 진통제나 수면제, 알코올 등에 노출되면 사망하기 쉽다. 호흡을 완전히 마비시키기 때문이다.

다행히도 수술이 잘되어서 양쪽 편도선을 절제하고 나니 기도의 상황이 많이 좋아졌다. 그리고 UPPP(구개수구개인두성형술)라는 수술로 구강 조직을 조금 더 다듬었다. 나이가 20세이니 아데노이드는 거의 없었다.

수술이 있은 지 몇 달 후, 운동과 음식 조절을 통해 몸무게를 조절하여 건강하게 일하고 있다는 전갈을 받았다. 그의 어머니가 감사하다고 사무실로 전화를 한 것이다.


**환자 4**

톰 라우시는 12세 된 백인 소년이다. 걸핏하면 목이 아프고 열이 나서 항생제를 주었던 환자다. 이 소년은 일 년에 네댓 번씩 아파서 학교를 결석하곤 했다.

"언제부터 또 아프기 시작했니?"

"한 닷새 정도 됐어요. 이번에는 아무것도 삼킬 수가 없어요."

입을 간신히 벌린다. 혀를 누르고 보니 편도선염이 이만저만 심한 게 아니다. 목젖이 한쪽으로 밀리고 농양이 차 있다. 가느다란 바늘로 찔러 보았더니 노란 고름이 나온다. 수술실로 데리고 가서 국소 마취를 하고 농양을 열어 줬다. 그리고 다음날 항생제를 줘서 퇴원시키고, 삼 주 후에 편도선 절제수술을 하기로 했다.

편도선 농양은 그 즉시 절제 수술을 할 수도 있고 이 소년처럼 몇 주 후 농양이 사그라진 후에 할 수도 있다. 이 환자는 삼 주 후, 계획대로 수술을 잘 받았다. 그런데 그 수많은 편도선 절제 환자 중에서 이 소년이 특히 기억에 남는 이유는, 수술 후 한 번도 진통제를 요구하지 않았기 때문이다. 수술 후 환자가 느끼는 통증의 정도는 사람에 따라서 매우 큰 차이가 있다. 어떤 사람은 몇 달 동안이나 진통제를 요구한다. 그러나 일반적으로는 사오 일 정도 복용하며, 가끔씩 열흘 정도 복용하는 사람도 있다. 그런데 톰 라우시는 한 번도 진통제를 요구하지 않았던 것이다. 평소에 학교에서 야구와 골프 선수로서 활약한 덕분에 매우 건강하기 때문이 아닌가 싶다. 이 환자는 나중에 신시내티에서 의과 대학을 나왔고 지금은 듀크에서 정형외과를 수련하고 있다. 나중에 다시 내가 사는 도시로 와서 개업한다니 기대가 크다.


편도선 수술은 비교적 간단한 것이 사실이나, 그렇다고 꼭 가벼이 여길 수 있는 것만은 아니다. 의사나 환자나, 방심하지 말고 조심스러운 태도로 임할 것이며, 꼭 필요한 환자에게 안전한 수술이 이루어지기를 바라는 마음이다.

# PSA와 MAMMOGRAM

## PSA

"서 형, 나는 찬물에 손만 닿으면 오줌이 마려운데, 왜 그런가요?"

골프를 치던 중 50대 중반인 한 친구가 은밀한 속사정을 털어놓는다. 날씨가 춥거나 심지어 물소리만 나도 화장실을 찾게 되고 하룻밤에도 서너 번씩 일어나 화장실을 가 대니 여간 불편한 게 아니란다.

내가 아는 한 남자는 직업상 장거리를 많이 다니는데, 소변을 오래 참기 힘들어 고속버스 타기를 겁낸다. 사실상 장년층 남자들 중에 이런 고민을 가진 사람이 적지 않다.

밤에 자주 깨는 수면 장애는 몸과 마음을 모두 지치게 하고 때로는 건강이 많이 상할 수도 있다.

외과 레지던트 시절 디트로이트의 한 병원에서 비뇨기과를 수련할 때, 스페인계 남자가 배뇨관이 막혀 들어온 일이 있었다. 응급조치로 음경을 통하여 작은 호스를 삽입해 주고 나니 환자가 "그라시어스 독토르.(의사 선생님, 고맙습니다.)"라며 고마워했다. 며칠 후 이 환자를 수술실로 데리고 가서 전신 마취를 하고는 쿡부 하단 피부를 절개하는 방법을 통해 전립선 전체를 떼어 냈다. 비뇨기과 교수가 수술을 지도했는데, 그만 너무 서둘러 수술을 끝내느라고 방광의 열린 부분을 완전하게 봉합하지 못해서 수술 후 몇 주 동안 계속 소변이 피부 밖으로 새어 나왔다. 이후 처치를 통해 다행히도 이 문제는 마무리되었다.

그러는 동안 이 환자는 고맙게도 불평 한마디 없이 내 치료를 받았고, 나 또한 결과적으로 수련의로서 중요한 경험을 한 셈이 되었다. 이후로 나는 절대로 서둘러서 수술하는 버릇을 자랑하지 않기로 했다. 외과 의사로 얼마나 빨리 수술을 끝낼 수 있느냐보다는 주어진 시간 내에 실수 없이 제대로 수술하는 것이 더 증요하다는 것을 터득한 셈이다.

전립선은 남성 생식기 중의 한 기관으로 방광 아래 요도 입구 쪽에 위치해 있다. 고환에서 생산된 정충이 남녀의 성고 시 여성의 자궁으로 들어가서 수태될 수 있도록 필요한 영양과 환경을 제공해 주는 중요한 단백 액체를 제공하는 기관이다.

사춘기가 지난 성인의 전립선은 무게가 20그램(호두알 하나, 또는 중간 크기 딸기 한 개의 무게) 정도인데, 이것이 더 자라거나 염증이 생기거나 그 속에 암이 생기거나 하면 여러 가지 증상을 일으킨다.

PSA(Prostate Specific Antigen)란 전립선의 특이 항원을 의미하는데 15년 전쯤부터 직장 수지 검사(RECTAL)와 더불어 전립선 진단에 중요한 검사로 등장하였다.

이 전립선 특이 항원 수치가 4를 넘거나, 그 이하라 하여도 빠른 속도로 상승할 경우에는 암이나 염증 또는 전립선 비대를 의심해야 한다. 요즈음 새로 교육을 받은 전문의 중에는 2.5만 넘어도 심각한 질환이 있을 수 있다고 예민하게 생각하는 의사도 있다.

내가 앞에서 소개한 환자는 암이 아닌 비대증 환자로 전립선이 배뇨관을 막은 경우인데, 이런 경우에는 요도를 통해 전기톱이나 레이저 톱으로 잘라 내는 방법만으로도 제대로 치료되는 것이 대부분이고, 좀 특별한 경우에만 우리가 했던 것과 같이 복부를 절개해서 손으로 직접 떼어 낸다.

문제는 이 PSA라는 검사를 일반 건강 검진에서 하기 시작하면서 환자와 의사들의 고민을 불러일으켰다는 것이다. 이 수치가 올라가 있으면 전립선의 질병을 의심할 수는 있지만, 무슨 병인지 확실치 않아 그때부터 고민이 시작되는 것이다. 혹시 암이 아닐까? 암이면 어떤 암일까? 그냥 가만히 놓아두어도 평생을 말썽 안 부리고 조용히 넘어갈 수도 있지 않을까? 아니면 큰 고통을 주다가 결국에는 죽게 만드는 악성 종양일까? 이런 딜레마에 빠지게 된다.

부검 결과에 의하면 70세까지 산 남성의 50퍼센트가량에서 전립선암이 발견된다. 아무런 증상 없이 살고 있는 경우가 아주 많은 셈이다. 이미 75세 이상 된 사람은 증상이 없는 한 이런 검사 자체를 받을 필요가 없다고 주장하는 의사도 많다.

전립선암이라는 진단이 나오면 그 종류와 진행 정도에 따라 치료 방법이 결정된다. 적극적인 수술을 주로 하던 1990년대와 달리, 지난 2000년 이후부터는 컴퓨터와 방사선 바늘을 동원한 브라키 치료 (Brachy Therapy)나 외부방사선 치료를 하고, 의과적 처치는 2007년 현재로서는 로봇에 의존한 외과 수술이 최첨단이다. 현재 미국 내 약 400군데의 병원에서 로봇 수술이 시행되고 있는데, 기계 값이 한 대당 10억 원에 달할 정도로 비싼 것이 단점이라면 단점이다. 말기의 경우는 호르몬 치료를 한다. 외과 수술을 할 때는 출혈이 많은 수술인 만큼 경험 많은 전문의가 맡는 것이 좋고, 수혈할 경우에 대비하여 미리 자가 수혈을 해 두는 것이 안전하다.

병은 고치되 결과적으로 환자를 죽게 하는 의술은 실패한 의술이다. 증상이 미미한 환자를 과다한 검사를 통해 암을 찾아낸 경우에는 그냥 두면 수십 년을 무사히 살 수 있는데도 발견되었기 때문에 치료를 시작하지 않을 수 없으며, 그럼으로써 그 부작용 때문에 피해를 볼 수도 있기 때문에 치료 여부를 신중하게 결정해야 한다.

의사는 무조건 암을 없애는 것만을 목적으로 해서는 안 되며, 치료를 함으로써 환자에게 확실한 이익이 될 수 있도록 모든 것을 결정해야 한다. 전립선암의 경우 치료의 결과로 성적 장애를 유발할 수도 있으며 그 밖에 정신적, 물질적 피해와 함께 다른 장기에 문제를 야기할 수도 있으므로 이 모든 점을 고려해 환자에게 가장 좋은 결과가 있도록 선택해야 하는 것이다.

지금도 학자들은 간단한 검사를 통해 암을 판별할 수 있는 방법과 부작용 없이 약물 치료로 완치할 수 있는 항암제 개발에 전력을 기울이고 있다. 조만간 획기적인 발전이 이루어져 암에 대한 해결책이 나오기를 기대한다. 그런 시점이 올 때까지는 PSA라는 피검사가 행해질 것이고, 그로 인하여 치료되거나 지나친 치료를 받거나 하는 희비의 쌍곡선은 당분간 계속될 것이다.

양로원에서 살고 있는 99세 된 할아버지 한 분이 병원에 왔는데 오른쪽 겨드랑이에 살을 뚫고 번져 있는 주먹만 한 종양이 보였다. 검사 결과 전립선암인 것으로 판명 났다. 요도에는 아무런 증상도 없는데 직장 수지 검사를 하니 그냥 비대해진 소프트한 전립선일 뿐이다. 99세의 치매에 걸린 할아버지한테 무슨 치료를 할 수 있겠는가?

남자가 아주 오래 살면 결국에는 이런 암이 생길 것이다. 언제부터 어떤 치료를 할 것인가는 한 개인의 선택인 동시에 모든 의사가 풀어야 할 숙제와 같다. 단, 병과 치료에 대한 올바른 설명을 환자에게 성의껏 해 주는 것은 의사들의 최소한의 의무라고 하겠다. 마치 내 가족을 다루듯이 정성을 다하여.

## 마모그램(Mammogram)

오랜 친구의 여동생이 25세의 젊은 나이에 유방암으로 세상을 떠났다. 그의 어머니 또한 젊은 나이에 같은 병으로 사망했다고 한다.

가족의 대를 이어서 계속되기도 하는 병이자 여성들에게 가장 흔한 암인 유방암의 조기 진단을 위한 노력이 계속되고 있다. 그러나 사실 유방암뿐 아니라 모든 질병에 대한 연구가 비용이 대단히 많이

들 뿐 아니라 시설 부족이나 생체 실험에 임하는 사람들의 자세와 인식 부족 등으로 인하여 작은 나라에서는 이루어지기 힘든 경우가 많다.

유방암은 미국에서 여성암 중 폐암과 더불어 가장 빈번한 암이다. 폐암에 비하여 유방암은 조기 진단이 가능해졌고 치료도 활발하다. 여성의 경우 정기 건강 검진에 자궁 검사와 더불어 마모그램을 포함시키는 것이 매우 중요하다. 그러나 그에 앞서 여성 자신이 각자의 유방을 정기적으로 만져 보아 이상 유무를 판단하는 것은 문화인의 상식에 속하는 일이다.

현재 40세 이상의 여성은 매년 마모그램을 하도록 권한다. 그 결과 이상이 있으면 조기에 컴퓨터 시술을 통한 조직 생검을 해서 유방암을 발견할 수 있다. 이러한 조기 발견과 이에 따른 치료는 50~59세 여성의 유방암 사망 비율을 34퍼센트나 감소시킨다는 보고가 있다.

그러나 유방암이란 피부의 멜라노마(흑색종)처럼 아주 끈질긴 질병이다. 일단 치료가 되었다가도 10년 후에 뜨다시 나타나는 환자를 보았다. 더구나 마모그램으로 아주 초기에 암을 발견한 환자의 경우 실제로 병이 치유되어 생존 기간이 길어졌는지, 아니면 일찍 발견했기 때문에 생존 기간이 길어진 것처럼 브이는 것인지 의심해 볼 필요도 있다. 그러나 마모그램으로 유방암이 발견되면 병을 일찍 치료할 수 있으니 우선은 안심이 된다고 할 수도 있겠다. 물론 그만큼 일찍, 오랜 기간 암 환자로서의 어려움을 겪어야 한다는 단점도 있다.

혹시 집안에 언니가 유방암이 있는 사람은 그 언니가 최초로 유방암을 발견한 나이보다 10년 일찍부터 유방암 정기 검진을 받는 것이 원칙이다.

우리 어머니는 6남매를 낳아서 모유를 먹이며 기르셨고, 더구나 산부인과 검사도, 마모그램도 없는 세월을 지내셨지만 96세까지 수술 한번 안 받으시고 장수하며 세상을 살다 가셨다. 유전적으로 운이 좋으셨던 덕분이기도 하다. 그리고 모유를 먹이며 자식들을 기르신 것과, 비만하지 않고 채식을 즐기셨던 것도 도움이 되었다고 본다. 사람의 수명은 어머니가 아이를 잉태할 때 그 유전자의 배열로 이미 반 이상은 결정된다고 봐야 하지만, 우리는 현대 의학의 발달로 질병을 예방하고 치료하여 좀 더 오래 살기를 바란다.

결론적으로 말해서 남녀를 불문하고 모두들 건강하게 오래 살기를 원한다면 실천하기 어려운 일이긴 하나 흡연을 중단하고 술을 삼가며 체중을 조절하고 건강 진단을 정기적으로 받아 질병의 예방에 총력을 기울여야 할 것이다.

그리고 사랑하는 사람들이 해마다 정기 진단을 받을 수 있도록 의사한테 모시고 갈 것도 권하는 바다.

# 그때가 그립습니다

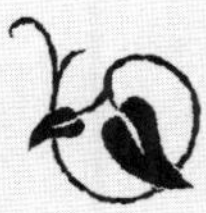

푸른 동해 바다를 끼고 북쪽으로 달렸다.

강릉, 주문진, 양양, 속초를 거쳐 화진포에 도달하면 김일성,

이기붕, 이승만이 소유했던 별장들을 볼 수 있다. 새로 지은

전시관 같은 김일성 별장의 계단을 올라가면 한국 전쟁 직전

의 남북 군사력을 비교한 설명문과 당시 북측 장교들이 입었

던 옷이 걸려 있다. 여기서 내려와 건너편 평편한 호숫가에 가

면 해방 전 외국 선교사가 살던 작은 집을 사용한 이기붕의 별

장이 있다.

# 입양 온 아이들

아이를 낳지 못하는 부부가 많다. 그럴 경우 시험관 시술을 받거나 대리모를 구하기도 하고, 입양을 하는 사람들도 있다. 과거 우리나라에서는 형제간에 자식을 주고받기도 했다.

미국의 산부인과 개업의들에게는 가끔 입양할 아이를 소개해 달라는 편지가 온다. 병원에서 아이를 낳은 산모 중에서 기를 형편이 못 되는 경우가 있으면 자신이 입양하겠다는 것이다. 자신의 직업이나 재산 상태, 그리고 자신이 얼마나 아이를 사랑으로 키울 수 있는지 설명하는 내용과 함께 사진도 동봉해서 보낸다.

아이를 낳기 어렵다는 판정을 받은 부부가 입양한 아이를 기르던 중에 뜻하지 않게 자신들의 아이를 갖게 되는 경우도 보았다. 하늘이 준 복이 아닐 수 없다. 요즈음 미국 사람들은 중국이나 러시아에서 아이를 데려오기도 하는데, 한국 전쟁 직후에는 매우 많은 한국 어린이들이 미국에 입양되어 왔다. 개중에는 고아도 있고 친부모가 여러 가지 형편상 기를 수 없어서 내보낸 경우도 있다. 남의 자식을, 그것도 다른 인종의 아이를 정성 들여 훌륭하게 기르는 사람들을 볼 때면 나도 모르게 감탄하게 되고 고개가 절로 숙여진다.

하루는 내 진료실에 동양인의 얼굴을 한 젊은 남자가 백인 부인과 함께 아이를 데리고 왔다. 한 살 반 된 아들 때문에 온 것이었다.

"아이가 어디가 아픈가요?"

"예, 감기 후에도 열이 안 떨어지고 아이가 자꾸 귀를 잡아당기는군요. 잠도 잘 안 자고요."

진찰 후에 설명을 해 주었다.

"중이염입니다. 약물 치료를 하면 곧 좋아질 것입니다. 그런데 전에도 자주 아팠나요?"

남자는 아이가 귀가 자주 아파서 여러 번 치료를 받았다고 설명한다.

"청력은 어떻습니까? 말은 보통 아이들처럼 잘하나요?"

결국 그 아이는 오랜 중이염으로 언어 발달이 정상적인 경우보다 지연된 것으로 판명이 났다. 만일 약물 치료 후에도 별 차도가 없고 청력 검사가 나쁘게 나오면 귀에 튜브를 넣어야 한다고 말했다. 아이가 열한두 살이 될 때까지 귀를 잘 치료하여 청력 문제로 학교 공부에 지장이 생기지 않도록 해야 한다고 당부하고 다음 진료를 약속했다.

그런데 그 아기 아빠의 용모가 아메리칸 인디언 같기도 하고 멕시코 사람 같기도 하고, 어찌 보면 피부가 조금 까만 한국 사람 같기도 했다. 한국 사람이 아니냐고 묻고 싶었지만 요즈음은 인종에 관해

묻거나 이야기하는 것조차 차별 대우라는 이유로 법적인 문제가 될 수 있어 조심스러웠다. 하지만 용기를 내어 그에게 물었다.

"저는 한국 사람인데, 혹시 코리언 아니세요?"

"아, 그렇군요. 저는 일본 의사이신 줄 알았습니다. 사실은 저도 코리아에서 왔습니다. 어렸을 때 고아원에서 살던 저를 부모님이 입양하셨어요. 저의 아버지 성이 로저스입니다. 아버지는 지금 디트로이트에 있는 자동차 공장에서 일합니다."

같은 한국 사람이라는 이야기에 반가운 마음이 들어 그의 손을 잡았다.

"이거 반갑습니다. 그래서 성씨가 로저스이군요."

"예. 그런데 선생님, 저에게 한국 이름이 있습니다. 백일동이라고요. 저는 태어난 지 두 달쯤 되었을 때 서울 어딘가의 파출소 앞에 버려졌습니다. 저를 발견한 순경 아저씨가 근처에 있는 고아원으로 데려다 주었다고 합니다. 그래서 한동안 고아원에서 자랐습니다. 바로 그 고아원 원장님의 성씨가 백씨여서 아이들의 성이 모두 백씨가 되었습니다."

"아! 그랬군요."

"그런데 백일동이 무슨 뜻입니까?"

그가 묻는다.

"글쎄요, 여러 가지 뜻이 있을 수 있는데요. 동쪽에서 넘버원이라든지, 동쪽에서 움직인다든지, 아니면 동쪽에서의 날이라든지……."

그는 고개를 끄덕인다. 그리고 다음과 같은 말을 했다.

"제가 다니던 공장에 한국인 친구가 있었는데요, 그 친구 말이 제 생모가 저를 버린 이유는 아마도 흑인 피가 섞였기 때문일 거라더군요. 선생님 그 말이 맞겠지요? 뭐, 사실이라고 해도 저는 이해합니다."

그의 말에 조금 당혹스러웠다. 인종 문제, 지역 갈등, 빈부의 차 등등 인간 사회가 계속되는 한 이런 차별로 인한 사회 문제는 아마도 해결이 어려울 것이다. 석가탄신일이면 불공을 드리러 절을 찾는 수천만 명의 불교 신자들, 주일이면 열심히 교회를 다니면서 하나님께 기도하는 수천만 명의 기독교인들, 과연 그들은 얼마나 진정으로 차별하는 마음 없이 인간에 대한 사랑을 실천하고 있는가?

"미스터 로저스! 솔직히 말해서 인종이 섞인 경우에는 미국이 제일 살기 좋은 나라지요. 그런데 당신 아들 참 잘생겼소. 한번 안아 봅시다."

그가 백인 여자와 결혼하여 낳은 아들은 꼭 한국 사람 같았다. 흑인과 동양인, 백인이 합쳐지니 결국 동양인이라……, 꼭 수학 공식 같다.

아이를 안아 봤다. 내 어깨에 느껴지는 아이의 무게가 가슴에 와 닿았다.

몇 주 후 찾아온 그에게 나는 백일동이라는 이름 석 자를 세종 대왕이 만든 한글로 써서 액자에 넣어 주었다. 한국이라는 나라가 그의 가슴에 아픈 기억으로 남지 않도록 조금이라도 도와주고 싶었다.


"어디가 아파서 오셨습니까?"

스물예닐곱쯤 된 젊은 동양인 여자가 진찰대에서 기다리고 있다. 물론 영어밖엔 못하는 것으로 봐서 미국에서 태어난 2세일 거라고 짐작하고 차트를 보니 제니퍼 롱이라는 전형적인 미국 이름이다.

"제 뺨에 있는 이 점이 혹시 암은 아닌가요?"

"글쎄요……, 언제부터 있었습니까? 그 부위가 가렵거나 점이 많이 커지고 있습니까? 그리고 혹시 부모님이나 형제 중에 피부암을 가진 사람이 있습니까?"

내 질문에 그녀가 대답한다.

"선생님, 사실 저는 입양되어 와서 양부모밖에 모릅니다."

"혹시, 일본이나 한국에서?"

내가 물었다

"코리아에서 두 살 때 왔습니다."

그녀는 이미 결혼했고 남편은 이곳 근처의 정신감호소 간수라고 한다. 아이는 아직 없고 낳지 못할지도 모른다고 했다. 그 이유는 내 진찰과는 관계가 없기에 더 묻지 않았다.

나는 그녀에게 나도 한국에서 왔다고 말했다. 그러자 그녀가 자신의 지난 이야기를 한다.

"저의 한국 이름은 윤수정입니다. 입양 올 때 가지고 온 서류도 있습니다. 사실 제가 열여덟 살 때 한국 부모를 찾으려고 좀 알아보았는데, 한국말을 몰라서 실패했습니다. 저 좀 도와주세요."

다음날 그녀는 서류를 가지고 왔다. 입양 기관의 이름과 주소가 적혀 있다.

"당신 얼굴의 점은 양성인 것 같으니 좀 더 시간을 두고 관찰하기로 합시다. 그리고 내가 다음 달에 한국에 다니러 가니까 부모 찾는 일은 그때 알아봅시다."

그 몇 주 후, 나는 예정대로 학회차 서울에 도착했다. 그리고 아주 무덥던 어느 날, 지하철을 타고 동대문에 있는 한 사회 복지 기관을 찾아갔다.

사실 내 이야기를 들은 사람들 중에는 그녀의 부모 찾는 일을 반대하는 사람들도 있었다.

"구태여 찾으려고 할 필요가 있겠어요? 아이를 버린 부모가 비밀을 감추고 잘 살고 있는데 그런 부끄러운 과거가 드러나면 곤란해질 수도 있어요. 또 찾아낸 부모가 아주 형편없는 나쁜 사람이어서 상처를 더 아프게 할 수도 있고."

하지만 나는 부모의 소식을 애타게 기다리는 윤수정 양과의 약속이 생각나서 이처럼 발길을 내디딘 것이다. 담당자는 매우 친절한 분이었는데 수십 년 동안 잘 정리된 서류철에서 한참을 찾더니 봉투 하나를 꺼내 왔다. 아마도 이런 기관에서는 친부모를 찾는 일이 많을 것이다. 그리고 여러 경험을 했을 것이다. 기록부를 열어 두 살쯤 된 조그마한 아이의 사진을 꺼내 준다.

"이것이 입양 당시의 아이 사진입니다. 아기 엄마가 지난 이십오 년 동안 계속해서 자신의 연락처를 남기고 있군요. 혹시나 자기를 찾는 사람이 있으면 알려 달라는 뜻이겠지요. 제가 수소문해서 연락할 거라고 전해 주세요. 그리고 이 사진을 그분한테 전해 주시고요."

"아, 감사합니다! 여기, 그 딸아이의 미국 주소와 그들 부부의 결혼사진입니다. 제 명함도 여기 있습니다. 혹시 도움 될 일이 있으면 연락 주세요. 감사합니다."

나는 한국에서의 여정을 마치고 며칠 후 미국으로 돌아왔다. 그리고 그녀에게 자세한 이야기를 전했다. 그녀는 참으르 기뻐했다. 물론 그녀의 어릴 때 사진도 전해 주었다.


한 두 주일쯤 지난 어느 날, 간호사가 나를 급히 부른다.

"닥터 씨오! 제니퍼 롱한테서 전화가 왔습니다. 아주 급한 일이라고 하는데요."

전화를 넘겨받았다.

"헬로!"

그녀가 전화에서 소리친다.

"서 박사님 덕분에 어머니를 찾았어요. 그렇게 알고 싶었던 엄마를 찾았어요. 방금 편지가 왔어요. 사진도 있고요."

그런데 문제는 편지가 한글로 씌어 있어서 무슨 내용인지 모르겠으니 번역을 부탁한다는 것이다.

그날 저녁 퇴근 후에 우리 집으로 남편과 같이 오라고 집 주소와 약도를 알려 주었다. 저녁이 조금 지나 그들이 찾아왔다.

"안녕하세요. 이쪽은 제 남편 존이에요."

"안녕하세요? 제니퍼에게서 이야기 많이 들었습니다. 만나 뵙게 되어서 반갑습니다."

"여기들 앉으세요. 이 사람은 저의 집사람입니다. 결혼 전에 선명회라는 입양 단체에서 일한 적이 있지요."

마침 커다란 우리나라 배가 있어서 아내가 깎아 놓고 권했다.

"이것이 코리아 배예요. 달고 물이 많아서 아주 시원합니다. 그럼 편지 좀 볼까요?"

그녀가 핸드백에서 두툼한 봉투를 꺼낸다. 우리나라 우표가 붙은 봉투다. 볼펜으로 쓴 필체는 아주 잘 쓰는 솜씨는 아니다. 그러나 글의 내용은 아름다웠다. 누가 흘렸는지, 딸인지 엄마인지는 모르나 눈물 자국으로 얼룩져 있다.

우선 사진들부터 설명해 주었다. 수정 양을 임신했을 때, 그러니까 배부른 젊은 처자가 친정 식구들과 찍은 오래된 사진, 강원도 동해안 어느 놀이터에서 동네 친구들과 찍은 사진, 그리고 엄마가 하고 있다는 서울 근처의 식당에서 찍은 사진 등등, 모두 일곱 장이다. 그리고 나서 편지를 영어로 번역해 읽어 주었다.


보고 싶은 내 딸 수정아! 얼마나 이 죄 많은 엄마를 원망하였느냐. 지금 나는 그저 할 말이 없구나. 그냥 미안하다는 말밖에는. 그 당시 나는 어찌해 볼 방법, 살아갈 길이 없었다. 너를 낳았을 때 네 아빠는 또 다른 여자한테서 아이를 낳았단다. 믿기지 않겠지만 네 아빠가 아들을 낳은 그 여자와 결혼을 해 버려서 나는 너를 혼자 기를 수밖에 없었다. 너를 젖 먹여서 키우다가 두 돌이 지난 후 미국에 보내기로 결심했지. 미안하다, 수정아. 입양 고아원에 너를 두고 온 그날, 안 떨어지려고 우는 너를

～

이를 악물고 버리고 온 날 나는 제정신이 아니었다. 넉넉한 미국에 가서 먹을 것 잘 먹고 사랑받으며 살기 바랐다. 네가 미국에 살아 있었구나. 참 보고 싶다.

나는 한시도 너를 잊은 적이 없었다. 그리고 언제인가 연락이 되기를 바랐다. 너에게는 대학 다니는 남동생이 있다. 잘생긴 아이지. 아빠 소식은 모른다. 수십 년 전 헤어져 경상도 어디에 살 거라는 것 외에는 나는 모른다.

나는 이 봉투의 주소에서 식당을 하면서 네 남동생 동수와 둘이서 살고 있다. 당장 만나고 싶지만 그럴 형편이 안 되니 영어로라도 편지해 다오.

네 결혼사진 잘 받았다. 신랑이 참 잘생겼구나!

엄마는 미안하다. 수정아. 보고 싶은 내 딸 수정아!


편지를 읽는 내 목소리가 몹시도 떨렸다. 한 구절 한 구절 귀담아 듣는 그녀의 동그란 눈에는 이슬이 맺혔다. 그리고 그 이슬은 방울이 되어 그녀의 고운 초록색 블라우스를 적셨다.

나 또한 중간 중간 번역을 중단했다. 너무도 슬픈 이 모녀의 사연이 나의 마음을 또 한 번 흔들어 놓았기 때문이다.

박정희 시절, 우리가 아직 못살던 시대, 그래서 국민 모두가 땀을 흘리면서 도약을 시작하던 시대, 많은 사람들이 세계 방방곡곡으로 이민을 떠나던 시대, 배고픔이 아직 가시지 않았던 그 시대의 이야기다.

이들 모녀는 그 후 연락을 계속한 것으로 안다. 살아온 날보다도 살아갈 날이 더 많이 남아 있는 한 젊은 여성에게 내가 한 일이 좋은 것이었기를 바란다. 그래서 가슴에 응어리진 매듭을 풀고 그들의 남은 인생이 더욱 행복해지기를 바라는 마음이다.

자식을 배 속에서 열 달 길러 그 고통스러운 진통과 위험한 출산으로 아이를 낳은 어머니, 두 해 동안 젖을 먹여서 기르던 어머니, 살기 힘든 빈곤한 환경에서 정든 아이를 입양 보낼 수밖에 없었던 어머니, 그래서 기나긴 세월을 떳떳이 나타나지도 못하고 애달픈 마음만 간직하고 살아온 어머니, 그리고 결국 미안하다고 사과해야 되는 어머니…… 이런 어머니를 이 딸은 또 얼마나 이해할 수 있을까.

며칠 후 다시 찾아온 이들 부부에게 '어머니'라는 한글을 붓글씨로 써서 예쁜 사진첩에 넣어 주었다. 그리고 그 남편에게 이제는 못 살지 않는 나라, 아주 잘사는 나라, 남녀평등이 가까워진 나라, 사람들이 사람들을 많이 사랑하는 나라, 코리아를, 수정 양의 고국을, 한국을 꼭 방문해 보라고 당부했다.

# 손녀딸이 태어나서

텐, 나인, 에이트, 세븐, ……, 투, 원.

텐, 나인, 에이트, 세븐, ……, 투, 원.

아내와 내가 문 닫힌 분만실 앞에서 초조하게 귀 기울이며 딸아이의 순산을 기다린 지 여덟 시간째. 사위는 여전히 목청을 드높여 숫자를 세며 출산을 돕고 있다.

예상보다 오래 끄는 출산 과정에 걱정이 되어 조바심을 하고 있는데, 의사가 제왕 절개 수술을 해야 될지도 모르겠다고 알려 온다. 그러나 딸아이가 정상 분만을 더 시도해 보자고 고집하는 바람에 자꾸만 안타까운 시간이 흐른다. 옛날 같으면 자칫 생명을 잃을 수도 있는 상황이지만, 의학이 발달한 오늘날엔 이런 어려운 분만에도 아이와 산모 모두가 무사한 게 보통이다. 임신 초기, 딸아이가 보내온 초음파 사진을 이메일로 여기저기 전하던 것이 엊그저 같은데, 벌써 산달이 되어 저 고생을 한다.

진통 중에도 배 속 아이의 맥박을 모니터링하고 산모의 혈압을 정기적으로 잰다. 그리고 진통을 조절하는 약을 정맥으로 주사한다.

모두가 지쳐 가는 가운데 어찌 된 일인지 산모의 얼굴이 붓기 시작한다. 불안감이 감돈다. 간호사들이 긴장한 얼굴로 움직이기 시작하고, 의사는 수술을 해서 애를 꺼내야만 한다고 또다시 산모를 설득한다.

결국은 자정이 지나서야 수술이 끝났다고 연락이 왔다. 새 생명이 태어난 것이다. 이윽고 수술실의 문이 열리고, 간호사가 나와 환하게 웃는 얼굴로 말한다.

"딸입니다."

"산모는 무사한가요?" 내가 물으니 "쉬 이즈 두잉 파인(She is doing fine)."이라고 대답한다.

20여 분이 지나, 의사와 간호사가 마취에서 깨어난 산모와 신생아를 데리고 대기실로 나온다. 아기는 얼굴과 머리통이 찌그러져 있고, 머리 한구석에 진통 때 골반 입구에 부딪혀서 생긴 혹이 안쓰럽게 보인다. 아내는 새로 나온 손녀딸보다 자신의 딸이 무사한지가 더 궁금하여 덥석 딸아이의 손목을 잡으며 울먹인다.

"애, 괜찮니?"

사위가 좋아서 어쩔 줄 몰라 하는 모습을 보니 나도 아내가 첫아이를 출산했을 때 생각이 났다.

34년 전, 아내는 서울에서 첫딸을 낳았다. 당시 나는 무의촌에서 근무하고 있었는데, 친정이 서울에 있는 아내는 출산을 즈음해 올라가 있던 차였다. 분만했다는 연락을 받고 부랴부랴 올라가 머리가 노랗게 태어난 내 아기를 처음 안아 보았다. 그때가 엊그제 같은데 이처럼 세월이 흘러 사위가 건네주는 손녀를 안아들다니……. 할아버지가 되었다는 사실이 도무지 실감 나지 않는다. 어찌 되었든, 이제 손녀의 출산으로 나는 할아버지 대열에 공식적으로 합류하게 된 것이다. 하긴 세상을 살면서 모든 일이 제 나이에 걸맞게 진행되는 것이 자연스럽고 행복한 법이다.

갓난아기는 배가 고파서인지 잠을 오래 자지 못하고 한두 시간 만에 깬다. 그때마다 딸아이는 젖을 물린다. 그 어느 동물과도 마찬가지로 인간 역시 이 희생적인 모성애의 본능이 종족을 이어 가는 바탕이 되는 것 같다. 제왕 절개로 인한 상처 때문에 아직 거동이 힘든 상태인데도 딸은 간호사가 아기를 데리고 오면 전혀 불평 없이 젖을 먹이고 기저귀를 갈아 준다.

어떤 산모는 '베이비 블루(Baby blue)'라고도 부르는 산후 우울증에 걸려 장기간 정신과 치료를 받기도 하는데, 내 딸은 다행히도 그런 증세 없이 명랑하게 아기를 돌보는 것을 보며 한시름 놓았다. 아내와 나는 딸만 셋을 두었는데 그 딸 하나가 또 딸을 낳았으니 진정 딸부자 집안이라고 할 수 있겠다.

"한번 안아 보세요."

사위가 아기를 건네준다. 그리고 자신은 카메라로 수없이 사진을 찍어 댄다. 뭐 아직 사람 꼴도 안 되었는데 그렇게 자식이 좋을까? 우리나라 같으면 부정 탄다고 삼칠일이 지나야 다른 사람들에게 보이는데, 이곳에서는 그렇지 않다. 다만 손을 깨끗이 씻고 아기를 안아야 하고, 감기나 다른 질병이 있으면 가까이하지 말라고 할 뿐이다.

집안에 새로운 생명이 태어나면서 이전보다 더욱 활기가 돌기 시작하고, 아내는 딸아이가 도움을 청할 때마다 열 일 제치고 달려간다.

어느덧 백일이 되어 딸아이는 사람들을 초대하고 잔치를 벌이게 되었다. 딸 가족이 사는 곳은 예일 대학교가 있는 코네티컷 주 뉴헤이븐 근처 햄든이라는 곳이다. 우리 동포들은 세계 각국에서 자리 잡고 살고 있고, 특히 미국에는 방방곡곡 가 있지 않은 곳이 없어서 중소 도시도 한국 음식점이 없는 곳이 없는데, 이곳에는 백일떡을 주문할 곳이 없다. 그래서 오하이오 주 콜럼버스에서 떡을 사서 비행기를 타고 햄든까지 사 나른다. 이 정성을 그 누가 알아줄꼬?

우여곡절 끝에 여러 가지 음식을 준비해 딸의 집에서 백일잔치를 시작했다. 작은 잔디밭에 의자를 놓고 불고기, 스테이크, 핫도그를 굽고, 맥주와 콜라 등 음료수, 그리고 밥과 빵, 케이크 등등을 준비하고. 손님은 모두가 젊은 사람들이고 나이 든 이는 우리 부부와 사돈 내외밖에 없다. 모두들 백설기 한 조각씩을 먹으며 별미라고 한다. 사위가 나에게 백일의 의미에 대해 설명해 달라고 마이크를 넘긴다.

"여러분, 이렇게 축하해 주셔서 감사합니다. 오늘은 아기가 출생하여 백 일을 생존한 날입니다. 아이의 면역 능력이 이제는 모든 병균을 이길 수 있고, 한 인간으로서 살아갈 수 있는 육체적 조건을 갖추게 되었다는 뜻입니다. 그래서 한국에서는 이날 시루떡을 만들어

이웃에 돌리고 나누어 먹으며 서로 축하해 주는 풍습이 있습니다. 이웃들도 모두들 아기를 보러 와서 기쁨을 함께 나눕니다.

저기 있는 저 떡은 오하이오에서 비행기로 가지고 온 것입니다. 쌀로 만든 한국식 케이크니 많이들 잡수십시오. 그리고 이것은 저의 추측이지만, 백일은 바로 일 년 전 이날, 난자와 정자가 서로 결합한 바로 그날입니다. 즉, 남녀가 서로 사랑을 나눈 날이죠. 그 결실인 생명이 생겨난, 진정한 생일날이라고 할 수 있겠습니다. 한국의 조상들이 얼마나 현명했는지 알 수 있지 않습니까?"

사람들이 모두들 웃는다.

"이처럼 찾아와 주셔서 감사합니다. 이 아이들을 이웃 여러분께서 어여삐 보살펴 주시길 부탁드립니다. 그리고 오늘, 좋은 시간을 즐기십시오."

아기가 앙앙대며 울기 시작한다. 사람들이 계속 즐기는 가운데 아기와 엄마는 방으로 들어간다. 젖을 먹이고 낮잠을 재울 시간이기 때문이다. 그리고 어느덧 백일잔치는 끝나 간다.

다음 달이면 딸아이는 출산 휴가를 끝내고 일자리로 돌아가야 한다. 수련의 부부로서의 생활을 또다시 시작하면 잠도 제대로 못 자고 힘든 날이 이어질 것이다. 그러나 세상에 힘들게 자식을 기르는 사람이 우리 아이들뿐이랴.

딸아이는 스페인인 베이비시터를 구하고, 추운 새벽에 오고 가야 하는 고생스러운 생활이 시작되었다. 그래서 인생은 태어나는 그 순간부터 고해라고 한 것이다. 모두 그렇게 살아가는 인생이다. 누구나 그래 왔고, 앞으로도 그래야 할 것이다.

할아버지, 할머니!

미야가 우리를 부르는 호칭이다.

비행기를 타고 가서 오랜만에 손녀딸을 보게 됐다. 사위가 한 달 반 동안 바하마에 안과 수련의로 가 있어야 하기 때문에 딸이 병원에서 밤 당직일 때 아기를 봐 줄 사람이 필요하단다.

아기 엄마가 직장을 가졌을 경우 아기를 돌보는 문제가 미국 역시 완전히 해결된 것은 아니다. 내 딸아이의 경우는 베이비시터가 자기 가정을 가진 사람이기 때문에 밤에는 맡길 수 없다. 입주해서 아기를 돌보는 사람을 구하면 좋겠지만, 비용도 문제고, 가족만큼 안심이 되는 것도 아니다. 어떤 할아버지 할머니는 아주 손자 손녀를 자기 집에 데려다 기르기도 하는데, 이런 경우 조금 문제가 있다. 노인들이 체력과 정신력이 달려서 자기 몸을 상할 수도 있고 사고로 아이를 다치게 하는 경우도 가끔 있다. 결국 각 가정의 입장에 따라 해결해야 할 문제다.

문에 들어서니 손녀가 방긋 웃는다. 설사와 구토를 해서 아이 엄마가 출근을 못 하고 돌보고 있다. 딸아이가 소아과 의사라서 아이를 돌보는 데 대해 걱정은 안 했는데, 딸은 우리에게 "기저귀를 갈고 나서 손을 깨끗이 씻어야 한다."고 주의를 준다. 자신이 스스로 정한 육아 방식이 있기 때문에 우리에게 몇 가지 지시 사항을 전한다. 이유식과 우유, 모유를 어떻게 먹이라는 둥, 심지어 언제부터 몇 시간 잤는지, 무엇을 얼마나 마셨는지, 변의 색깔이 어떤지 일일이 노트에 기록하라고 한다. 뭐, 규칙에 따를 수밖에.

점심 시간이면 전화로 체크를 한다.

"내가 애를 셋이나 길렀는데, 지가 뭐 나를 가르쳐?"

아내가 내뱉는 말이다. 그러나 어쨌거나 딸아이의 요구대로 손녀를 돌봐 주며 나날을 보낸다. 열흘 예정으로 왔는데 하루하루를 손가락으로 센다.

방마다 장난감이 가득이다. 동화책이며 차임벨, 그네……. 그네가 움직이면 서양 노래가 나온다. "넓고 넓은 바닷가에 오막살이 집 한 채……." 이런 노랫소리는 신통하게도 아기들을 즐겁게 한다. 또한 포터블 DVD는 없어서는 안 되는 장난감이다. 여행 중에 이걸 틀어 놓으면 틀림없이 잘 지낸다.

"아빠, 아기 앞에서는 TV를 틀지 마세요."

딸애가 출근하면서 나에게 부탁한다. 무슨 소린가? 제가 자랄 때는 TV 앞에만 붙어 있었으면서. 그 앞에서 숙제도 하고 친구들과 전화를 하면서도 남에게 공부도 뒤지지 않고 잘 컸는데……. 이런 것은 다 두고 볼 문제다. 아기가 DVD 스크린을 보며 잘 놀 때면 '그거나 TV 보는 거나 마찬가지지.' 라고 속으로 생각한다.

우편으로 작은 박스가 도착했다. 무엇이 들었을까 궁금했는데 어린이 책이다. 이렇게 방마다 책이 많은데 또 무슨 책을 산 것인가, 일곱 달밖에 안 된 아이한테! '잼잼' 이나 '도리도리' 나 제대로 가르칠 것이지…….

하지만 TV는 딸아이 요구대로 항상 꺼져 있다. 아, 예외도 있다. 매일 저녁 여섯 시 반이 되면 목욕을 시키고 나서 TV를 켠다. 그리고 사위가 기타를 치면서 노래도 하고 '미야'에게 독백 같은 말을 중얼거리는 CD를 틀어 준다. 저녁마다 10분씩. 사위는 그걸 바하마로 가기 전에 준비한 모양이다. 애비의 얼굴을 잊지 않도록…….

아기가 잠자리에 들면 어른들에게는 천국이다. 그러다가 새벽 여섯 시에 눈을 뜨고 우는 소리로 사람을 부르면 그때부터 우리의 노동이 시작된다. 밤마다 모니터를 가까이 두고 아기의 소리를 감지한다. 그 소리를 듣고 모든 상황을 판단해서 움직이는 것이다. 옛날 우리 때처럼 엄마가 아기를 끼고 자지 않으니까 아기 방의 소리를 들을 수 있는 모니터를 설치한 것인데, 그 소리가 아주 시끄럽다. 저렇게 소음을 계속 들으면서 자도 괜찮을까? 하지만 그런 문제에 대해 신경을 쓰는 사람은 현재로선 아무도 없는 것 같다(90데시벨 이상의 소음은 법적인 문제가 된다).

날이 밝고, 하루가 지나 밤이 오고, 또 날이 밝아 오고……, 그렇게 일주일쯤을 보낸 어느 날, 반세기 만의 폭설이 미국 동부 전역을 덮쳤다. 블리자드로 하루 사이에 무릎까지 파묻힐 만큼 눈이 내려서 교통이 두절되고, 사람들이 집에 갇혀 난리다. 전기까지 나가서 난방이 되지 않는 경우는 그야말로 초비상이다.

딸아이가 차를 몰고 출근하는 길목도 눈이 다 덮고 있으니 차가 나갈 수 있도록 치워야 된다. 남편이 집에 없으니 내가 털모자를 쓰고 장화를 신는 등 단단히 무장을 하고 눈을 치우러 나갔다. 젊었을 때라면 쉽게 할 수 있는 일이지만 우리 나이에는 조심해야 한다. 이런 힘든 작업 도중에 등이나 가슴이 답답하거나 팔이 저리고 아프거나 숨이 너무 가쁘면 심장 마비가 오는 신호일 수 있다. 특히 이런 추운 날은 더욱 혈액 순환이 나쁘고 혈압이 올라 위험하다. 만일 그런 증상이 생기면 누구를 막론하고 즉시 병원 응급실로 가야 한다. 나는 아주 조심하면서 필요한 부분만 적당히 치우고 들어왔다. 얼마 전 아주 건강했던 심장 전문의 친구가 집에서 눈을 치우다가 심장 마비로 사망한 사실을 아는 아내와 딸은 내가 괜찮은지 몇 번이나 물어보고 야단이다.

사실 우리나라 사람들도 미국에 와서 살면서 스테이크나 햄버거 같은 기름진 음식을 많이 먹기 때문에 심장 마비나 심동맥경화증, 뇌졸중, 고혈압 등으로 고생하는 사람들이 많다. 평소에 지방이 많은 음식을 삼가고 비만증이 생기지 않도록 건강에 유의하며 오래 살도록 해야 할 것이다.


50년 만에 내린 폭설과 세찬 바람, 살을 에는 차가운 날씨에 도시가 마비돼 집에 갇혀 있은 지 이틀. 겨우 눈이 그치고, 거리에서 눈을 치우고 제설 작업을 하는 트럭 소리가 난다. 도로가 뚫리고 사람들이 비로소 '디깅 아웃(digging out)' 하여 움직이기 시작하면서 딸아이도 서둘러 출근하였다.

이제 며칠만 더 봐 주면 벌써 열흘. 사위가 돌아오면 우리는 다시

오하이오 집으로 돌아갈 수 있을 것이다. 손녀를 봐 주는 것이 좋긴 하지만 한편으로는 힘이 들어서 아내는 몹시도 피곤해한다. 베이비 푸드만 먹이는 손녀에게 미역국에 밥을 말아서 조금 먹이니 안 벌리던 입을 동그랗게 벌리며 좋아서 엉덩이를 흔든다.

전화벨이 울린다. 딸아이가 확인하는 전화로 무엇을 얼마나 먹었는지 묻는다.

"그래, 미역국에 말아서 밥 좀 먹였다."

"우유는 마셨어요?"

"아니, 젖병을 통 안 빨아서 못 먹였다."

"엄마, 그러면 안 돼요. 미야는 철분이 들어 있는 밀크와 베이비 푸드를 먹여야 되는데……. 애기들은 철분을 먹어야 해요, 철분요!"

"애, 엄마는 그런 것 안 먹이고도 너희들을 잘 키웠는데……."

나는 나중에 퇴근한 딸에게 어머니가 가진 지혜와 경험에 귀를 기울이는 것도 나쁘지 않다고 이야기했다. 그리고 미야는 이날부터 한국 음식의 맛을 보고 즐겨 먹기 시작했다. 아내의 처방이 성공을 거두어 손녀딸의 식욕을 자극시킨 결과가 되었다. 딸아이가 나중에 미역국을 끓이는 비방을 전수받은 것은 당연한 일이다.

"그런데 미야는 모든 예방 주사를 잘 맞고 있니?"

"그럼요. 태어나자마자 B형 간염 주사, 그리고 DPT, 헤모필루스, 뇌수막염균, 소아마비, 뉴모코커스(폐렴균) 등 CDC(미 질병 예방 통제 센터)에서 규정한 예방 주사를 순서대로 맞혔어요."

소아과 전공의 엄마니 더는 묻지 않았고, 아이가 18세가 될 때까지 이런 소아 예방 접종 기록을 잘 간직해 두어야 된다는 것을 알려주었다. 미국에서는 대학에 입학하거나 기숙사에 들어갈 때 예방 접종 기록을 요구하는 곳이 많다. 그런데 중간에 아이가 다니던 소아과의 의사가 은퇴하거나 하여 기록을 잃어버리는 수가 있다. 때문에 부모들이 그 파일을 따로 잘 간수해 두는 것이 좋다그 생각한다.

어느새 손녀가 태어난 지 일 년, 돌이 되었다.

돌잔치는 친정에서 하고 유아 세례는 신시내티에 있는 시댁 동네의 교회에서 하겠다고 한다. 모두가 거기에 이의가 없어 형제들과 가까운 친척들이 모이기로 했다.

며칠만 묵을 터인데도 아내는 모처럼 찾아오는 손녀딸이 사용할 물건들을 사들이느라 수선을 떤다. 오랜만에 중요한 일거리가 생긴 양. 나도 집안을 치우고 혹시 아이가 입에 넣으면 안 될 작은 물건들, 동전, 바늘, 화학 약품 같은 것들을 치웠다. 아직 걷지는 못하지만 기어 다니긴 하니 가능한 한 조심하는 것이 좋다.

생일상을 준비하고, 초대한 일가친척이 모두 모였다.

응접실에 차린 돌상에는 우리나라에서처럼 음식과 연필, 크레용, 바이올린, 벼루, 먹, 책, 그리고 청진기, 돈, 골프공, 수박, 떡 등등을 가득히 올려놓았다. 사람들이 모두 모여서 케이크에 촛불을 켜고 사진을 찍으며 아이가 과연 무엇을 먼저 집을지 궁금해한다.

두리번거리던 아이는 가까이 있는 물건은 거들떠보지도 않고 오른쪽 구석으로 팔을 벌리더니 구석에 있는 크레용을 집는다.

"이것이 무슨 뜻입니까?"

사돈어른이 묻는 말에 "아마도 예술가가 되려나 봅니다. 하하하……!"라고 대답했다.

그렇게 하루를 보내고 다음날엔 신시내티에 가서 미야의 세례식에 참석했다. 아주 독실한 크리스천인 그들과 함께 나 또한 할아버지의 자격으로 손녀딸이 다음 세대의 훌륭한 인간으로 자랄 수 있도록 간절히 기도했다. 이렇게 가족이 모두 한자리에 모여서 귀중한 시간을 가질 수 있다는 것 자체가 감사할 뿐이었다.

사위의 14대 조상은 수세기 전 자유를 찾아 메이플라워호를 타고 뉴잉글랜드 쪽 미국 땅에 도착했고, 나 또한 이민자로서 이렇게 이 땅에 살게 되었다. 나는 이날 마음속 깊이, 미국이 언제나 지금처럼 모든 사람들에게 자유와 평등을 보장하는 살기 좋은 나라로 존속하기를 기도했다.

미야가 우리를 뒤돌아보며 미소를 짓는다. 할아버지, 할머니, 하면서. 서너 개밖에 안 나온 하얀 앞니가 탐스럽다.

# 회오리바람이 지나간 후

차를 몰고 가는데 사이렌 소리가 들린다. '앰뷸런스나 불자동차 소리겠지.' 하면서 도로 오른쪽으로 차를 비껴 대고는 소리를 내는 차량이 지나가기를 기다렸다.

그런데 아무리 기다려도 응급 차량은 지나가지 않고 사이렌 소리만 여전히 울린다. 기다리던 차들이 다시 도로로 들어와 달리기 시작한다. 결국 그 사이렌 소리는 비상사태를 알리는 신호임을 알게 되었다.

내가 사는 미국 중부 지역은 봄철이나 초여름이면 종종 토네이도, 즉 회오리바람 때문에 비상이 걸린다. 마치 아이스크림콘같이 깔때기 모양으로 빙빙 돌면서 강풍과 비를 몰고 오는 마녀 같은 트위스터는 가끔씩 서부를 제외한 북아메리카 대륙을 휩쓸고 간다.

시속 250킬로미터에서 400킬로미터에 이르는 이 회오리바람이 땅을 휩쓸고 지나가면 순식간에 건물과 차량들이 이리저리 날리고 파괴되어 마치 폐허와도 같은 흔적을 남긴다.

얼마 전에도 반경 500미터의 회오리바람이 휩쓸고 지나가면서 몇 채의 가옥과 농장을 부수고, 가축은 물론 열두 살짜리 소녀와 피아노를 10리 밖에 내동댕이치고 갔다.

혹시라도 고속도로에서 운전하다가 이런 이상 구름이나 기류 변화가 생기는 것을 보면 라디오에 귀를 기울이면서 다른 지역으로 피해야 하며, 그럴 시간이 없을 경우 다리 밑에 들어가 엎드려서 기다리라고 교육을 받았다.

지진이나 태풍(태평양), 허리케인(대서양), 사이클론(인도양) 같은 천재지변이 전혀 없는 곳은 이 지구상에 거의 없고 심지어 지상 낙원이라는 하와이 같은 곳에서도 해일이 일어나기도 한다. 그중 토네이도는 주로 북아메리카 대륙에만 있는 재해이다. 그래서 북아메리카 지역의 주민들이라면 초등학생에서 성인에 이르기까지 누구나 이에 대비한 교육이 잘 되어 있다.

기록에 보면 우리나라에도 강원도 지방에 해일이 있었고 지진은 종종 있으며 여름철에 태풍이 자주 온다는 것은 우리 모두 알고 있다.


이날 나는 골프 토너먼트를 하러 간 것인데, 넓은 야외 주차장에 들어서니 차들만 가득하고 사람은 아무도 보이지 않았다. 고음의 사이렌 소리는 계속되고……

아마도 사람들은 모두 대피한 모양이다. 가까이 보이는 창고 곁으로 차를 몰고 가니 직원 한두 사람이 창고의 철문을 열고 밖의 동정을 살피다가 나를 보자 손짓을 한다.

"트위스터가 오고 있습니다, 닥터 씨오. 빨리 차에서 내려 이곳 지하실로 들어오십시오!"

나는 그가 하라는 대로 얼른 차에서 내려 불 꺼진 지하실로 들어갔다. 그곳에서는 10여 명이 손전등 한두 개를 켜 놓고 대피해 있었다. 바람에 전봇대가 넘어져 정전이 되어 버린 모양이다. 뒤쪽 방에도 100여 명의 골퍼가 대피해 있다고 한다.

"오늘 골프 대회는 틀렸구먼. 골프장이 엉망이겠는데."

"참, 지금 인디언 브루크 쪽으로 회오리바람이 지나가고 있답니다. 박사님 집이 있는 동네 아닙니까?"

"어, 그래요? 아내가 집에 혼자 있는데! 전화 좀 빌려 주세요."

지하실이라 문가에 가까이 가서 버튼을 눌렀다.

전화를 받은 아내에게 빨리 지하실로 대피하라고 말했다. 그리고 트위스터가 서쪽에서 동쪽으로 지나가니 서쪽 벽에 가깝게 앉아 있으라고 했다. 그녀에게 피해가 있을까 크게 걱정되었다. 조용하던 하루가 갑자기 소용돌이치는 긴장된 오후였다.

바람 소리가 난다. 하늘이 무섭도록 시커메지고 마치 제트기나 탱크가 지나가는 것을 연상시키는 굉음이 들려온다. 피하는 길밖에는 다른 도리가 없는 것이다. 아마 밖에서는 나뭇가지가 꺾여 날아가고 모든 것이 대굴대굴 땅 위를 구를 것이다. 집채브다 더 큰 나무가 통째로 뽑혀 날아갈지도 모를 일이다.

불과 5~7분 동안 있었던 소동으로 골프장은 온통 난장판이 되었다. 뿐만 아니라 바람이 지나간 지역의 통행로가 마비되고 이곳저곳 나무가 쓰러진 채 나뒹굴었으며 전기까지 나가는 바람에 대형 식료품점과 주유소는 문을 닫고, 쇼핑몰도 공공시설도 모두 폐쇄되었다. 온갖 문화 시설들이 정전 하나로 이처럼 한순간에 마비된다는 사실에 우리는 모두 놀랐다.

지난 2003년 여름, 미국 동북부의 변전소 이상으로 정전이 되어 그 지역 모든 도시가 마비되었던 일이 생각난다. 에어컨이 반드시 필요한 더운 지역 사람들은 한여름 높은 온도로 인해 사상자가 발생했으며 높은 건물에 거주하거나 사무실을 둔 사람들은 큰 곤란을 겪었다. 다행히 병원들은 대부분 응급 발전 시설이 되어 있었기 때문에 큰 사고를 막을 수 있었고 중환자실이나 수술실 등도 그런대로 운영해 나갔다.


이날 지나간 회오리바람은 다행히 인명 피해는 내지 않았다. 그러나 도시를 거의 마비시키다시피 했다. 그리고 하필이면 이 기간이 이 도시의 연중행사인 라이마 퓨처 프로 여자 골프 대회가 열리는 때다. 우리나라 선수들도 24명이나 왔다. 수년 전 박지은 양이 처음으로 프로 대회에서 우승한 것도 바로 이 대회였고, 해마다 우리나라 선수들이 좋은 성적을 거둔다. 금년에도 정지민, 김상희 등 아주 우수한 선수들이 이곳에 왔다.

프로 골퍼들의 생활이 TV에 비치는 것처럼 화려하기만 한 것은 아니다. 따가운 햇볕 아래 피나는 연습이 계속되고, 시합을 따라 한

주일은 이곳에서, 다른 한 주일은 저곳에서 보내는 집시 인생이다. 이런 정신적, 육체적 고통을 이겨 내며 우리나라 여자 선수들이 좋은 성적을 거두는 것을 볼 때마다 나는 큰 자부심을 느낀다.

이번 대회에서도 우리나라 정지민 선수가 우승했다.

"한국 선수들이 이렇게 잘하는 이유가 뭡니까? 국가적인 지원 제도라도 있습니까?"

"아닙니다. 국가적 지원은 무슨……. 한국 민족은 워낙 정신력이 강한 데다 특히 여성들은 강인하고 거기에 노력까지 많이 하기 때문이죠."

근래에는 선수들의 영어 실력도 조금씩 나아지는 것 같아 더 보기가 좋다. 게임 규칙을 좀 더 철저히 지키고 플레이 속도를 올린다면 더욱더 돋보이고 상품적인 가치도 높아질 것이라는 생각이 든다. 요근래 박세리 선수가 우승 후 보여 준 유머 섞인 여유로움은 그 선수의 값진 자질이다.

이야기가 다른 곳으로 빠졌지만, 트위스터가 저질러 놓은 난장판을 사람들은 불과 하루 만에 복구할 수 있었다. 수많은 자원 봉사자들과 지역 단체가 합심하여서 이룩한 성과다. 이 나라 사람들은 가끔씩 놀라운 자원 봉사 정신과 애국심을 보여 준다. 바로 그런 점이 세계 최고의 강대국을 만드는 힘일 것이다.

조용하던 도시에 회오리바람이 찾아오면 학교건 백화점이건 극장이건 가리지 않고 모든 것을 휩쓸고 지나간다. 이것은 하늘의 조화에 따른 천재(天災)지만, 이제 사람들은 과학이라는 것을 통해 미리

예측하고 대비한다. 이것은 인간이 이룩한 조그마한 희망이다. 지진
이나 그 밖에 더 큰 재해도 인간의 힘으로 막을 수 있다면 얼마나 좋
을까. 그런 날이 언젠가는 올 것이라 기대해 본다.

# 공주군 장기면 금암리 사기정골

노무현 정부가 들어서고 나서 행정 수도가 충남 연기군으로 이전하는 것이 결정되었다. 충남 연기군은 금강이 굽이굽이 흐르는 곳으로 여름철이면 강물이 범람하여 농토가 물에 잠기기도 하는 곳이다. 연기군에서 강줄기를 따라 서남쪽으로 조금만 가면 장기면 금암리 사기정골로 올라가는 산비탈길이 나온다. 사기정골은 이제는 토목 공사가 잘되어 강줄기도 정리되고 다리가 여러 군데 놓였으며 고속도로도 통과하는, 문화적으로 급속히 발달해 가는 지역이 되었다.

강가에서 시작되는 샛길을 꼬불꼬불 올라가면 자그마한 논밭이 보이고, 밀짚모자를 쓴 농부들이 지나가는 방문객들을 보면 허리를 굽혀 인사한다. "서울 양반들이여?" 하면서.

여름 한 철 구슬피 들려오는 매미 소리는 수십 년이 지난 지금까지 내 귀에 남아 있다. 산길을 따라 고불고불 산 쪽으로 올라가면 조그마한 서당이 있었다. 공자 왈 맹자 왈 여전히 한문을 가르치고 배우는 사람들이 살고 있었다.

한국 전쟁이 터졌다. 공산군이 남침을 시작한 지 며칠밖에 안 되었는데 서울이 그들 수중에 들어갈 것이라는 소문이 돈다. 수많은 피난민들이 우리가 살고 있는 영등포로 몰려온다. 분위기가 폭풍 전야, 아무래도 이상하다. 학교도 가지 말라는 어른들의 지시가 있었다. 해방이 되자 교육을 많이 받고 비교적 부유하던 북쪽 사람 600여만 명이 남쪽으로 내려왔고 우리 가족도 함경도에서 어머니 고향인 개성으로 내려와 그곳에서 내 나이 다섯 살까지 살았다. 개성 북쪽 송악산에서는 전쟁 전에도 항상 싸움이 벌어지곤 했고 그것을 보고 자란 동네 아이들끼리도 전쟁놀이를 많이 했다. 영등포로 이사한 큰 이유 중 하나도 전쟁터에서 될수록 멀리 떨어지기 위해서였다. 그런 우려가 현실이 되어 정말 큰 전쟁이 시작된 것이다.

"아니 되겠소. 피난 보따리를 싸오……."

영등포는 한강 이남이라 그때까지만 해도 우리는 여유가 있었다. 그러나 막상 피난을 하려 하니 누구나 그렇겠지만 연습을 해 본 적이 있는 것도 아니어서 어려움이 많았고, 그때는 그것이 그렇게 오랫동안 객지에서 고생하며 생사를 넘나드는 일이 될 줄 아무도 몰랐다.

"다들 안양 양조장으로 오너라. 거기서들 만나자!"

당시 아버지가 효모 회사에 관계하고 계셨던 터라 가족 모두가 잘 아는 양조장에 모이기로 한 것이다. 우리 가족은 두 그룹으로 나뉘었다. 바로 위의 형과 나는 제일 맏형님(서영석. 작고. 전『월간충청』발행인. 전『청주일보』주필)을 따라 떠났고, 나머지 가족은 부모님을 따라 출발했다. 만일의 경우에 사상자가 생겨도 자식이 하나라도 살아

남으면 제사를 지낼 수 있으리라는 발상에서 그리한 것이 아닌가 생각된다. 조그마한 보따리를 짊어지고 당산동 둑을 따라 걸어가는데 오른쪽 언덕배기에 수백 명의 우리 군인들이 엎드려 있다. 그러니까 이곳이 바로 적과 대치하는 전쟁터고, 우리는 아군 쪽 최전방을 가로질러 가고 있는 것이다. 여기저기서 연기가 일었고 섬뜩한 소리가 들려왔다. 대포알이 머리 위로 지나가는가 하면 이따금 콩 볶는 듯한 총소리도 들린다. 이런 것들이 당시 일곱 살이던 내게 각인되어 그 후로 오랫동안 남게 된 아픈 전쟁의 기억들이다.

한 마장 걸었을 즈음, 비행기가 다가오는 소리가 들린다. 비행기에 대고 총 쏘는 소리가 따, 따, 따, 따, 요란하게 나는가 싶더니 비행기에서도 총 쏘는 소리가 들린다. 형이 메고 오던 짐을 재빨리 우리들 머리에 얹어 주었다. 총에 맞아도 머리만 안 다치면 살 수 있으리라 생각했기 때문일 것이다. 공포에 가득한 몇 분간이 지나자 형이 우리를 일으킨다. 우리는 빠른 걸음으로 둑을 따라 걷기 시작했다. 그런데 얼마 안 가서 아주 비참한 광경을 보고 갈았다. 그 어린 나이에 보았음에도 아직도 당시의 광경이 생생하게 떠오른다. 반대편 언덕 기슭에 푸른 죄수복을 입은 두 명의 남자가 총에 맞은 채 죽어 있었던 것이다. 그들이 석방된 자들인지 아니면 간수가 피난한 틈을 타 탈옥한 것인지는 알 수 없으나 자유를 얻은 것이 불과 얼마 되지 않았을 터인데 하필 비행기에서 쏘는 총에 맞아서 저렇게 가 버리다니……. 하늘의 뜻이라고밖엔 달리 설명할 수 없다.

~

안양 양조장에 집결한 우리 가족은 모두 열 명이었다. 거기서 피난민 대열에 끼어 우리는 계속 걸었다. 어머니와 누나는 머리에 봇짐을 이고, 형들과 아버지는 등에 짐을 멨다. 포장도 안 된 1번 국도를 따라 남으로 남으로 며칠을 걸으며 닥치는 대로 아무 집에나 들어가서 잠을 자기도 했다. 지금 같으면 자동차로 한두 시간 안에 갈 수 있는 거리를 며칠 동안 걸어서 내려갔다. 찌는 듯한 더위에 목도 마르고 짜증도 나는 노정이다.

공주 근교에 도달한 우리는 당시 국회의원이던 김노동 의원(아버지의 보성 전문학교 시절 교우)을 찾아가, 막 피난길에 오르려던 그분의 서신을 한 장 얻었다. 그리고 가장 안전하다고 판단되는 사기정골로 방향을 잡았다. 전쟁이 나거나 엄청난 인플레이션이 발생하거나 그 밖에 사회적인 혼란이 오면 화폐는 그 가치를 잃고 만다. 그 피난길에서도 역시 돈은 가치가 없었고 물물 교환만이 가능했다. 어머니가 지니신 패물, 그리고 치마저고리들……, 이런 것들을 하나 둘씩 식량과 바꿔 가며 하루하루를 연명해 갔다. 그리고 생존을 위해서 나쁜 일을 저지르기까지 했다.

"너희들 저기 밭에 가서 호박 좀 따 오너라."

"저 고구마 밭은 아마 임자가 전쟁 중에 죽었을 거야. 캐 먹자."

피난 갔다가 돌아와 보니 누군가가 장롱을 뒤지고 집을 온통 털어 갔다는 사람도 많았다. 털고 털리고, 죽고 죽이는 것이 전쟁터의 모습이다. 그래서 전쟁은 반드시 피해야 하는 것이다.

나는 남의 호박을 따 오면서도 그것이 그리 나쁜 일이라고 생각하지 못했다. 그러나 돌이켜 보면 나쁜 일은 나쁜 일이다. 내가 도둑질을 하고 만 것이다.

우리 식구는 공주군 장기면 금암리 사기정골에 도달하였다. 성구용 선생 댁이다. 김노동 의원의 추천서 한 장에 주인은 우리를 반겨 맞았다. 방 두 개를 정리해서 우리에게 내어 주고 쌀독을 열어 우리 식구를 한식구처럼 대해 주었다. 보리밥이며 고추장, 된장도 똑같이 나누어 먹었다. 산골에서 4대 독자로 어렵게 지내는 살림임에도 늘 인자한 웃음으로 우리를 대해 주던 주인어른이 지금도 기억난다. 서당 훈도이던 그분은 구한말 유학자 전양제 선생의 제자인 덕천 선생의 제자로 전통적인 유학을 학문적으로나 실생활어서나 실천해 오신 분이다.


사기정골에서 지내던 어느 여름날, 산비탈을 타고 수백 명의 군인이 내려왔다. 국방군인지 인민군인지도 분명치 않았다. 그들이 밥을 지어 달라고 했다. 군기도 잘 잡혀 있고 조직적으로 훈련된 군인들이었다. 그들은 나무토막을 모으고 문짝을 떼어 갔다. 도강하는 데 사용하려는 계획이었다. 그리고 그들은 그날 밤 금강을 건너 강가에 진을 치고 있던 미군들을 공격하여 사단장이던 딘 소장을 비롯하여 사단 병력을 포로로 끌고 갔다. 당시 전투에서 죽거나 다친 미군들이 많았고, 그때 사용되었던 무기들의 흔적이 아직도 가끔씩 눈에 뜨인다고 한다.

공산당원이 군청을 점령했다. 그리고 이방인과 수상한 사람들을 신고하라는 지시가 전달됐다. 막일꾼으로 일하던 사람들이 어깨를 펴고 활개 치며 다닌다. 함경도 말씨에 서울에서 피난 온 아버지를 누군가가 신고했고 아버지는 군청으로 끌려가셨다. 그때 끌려간 사람들 대부분이 영영 돌아오지 못했다. 학살당한 것이다.

성구용 선생이 정장을 차려입고 군청에 찾아가 무릎 꿇고 젊은 사람들에게 간청했다. 그리고 아버지는 풀려났다.

당시 상황은 낙동강에서 치열한 전투가 벌어지고 있었고, 전쟁이 쉽게 끝나지 않을 것이라는 사실도 알게 되었다. 우리 가족은 두 달씩 신세를 진 것도 미안한 데다가 군청에서 언제 또 잡으러 올지 몰라 다시 서울로 올라가기로 결정했다. 필요한 식량을 꾸려 가지고 도보로 서울로 향했다.

형 둘은 청년에 가까운 나이라 국도를 따라 걸어가는 동안 의용군에 지원하라는 압박도 받았지만 다행히도 우리는 모두 무사히 경기도 용인에 도착했다. 거기서 형 둘과 나는 경기도 광주로 향하고 나머지 식구들은 영등포 우리 집으로 향했다. 광주에 있는 아버지 친구의 집 한 칸에 기거하면서 한 달을 더 보냈다. 남의 콩밭에서 콩도 훔쳐 먹고 야산에 열린 밤도 흔들어 따 먹었다. 머리는 두 달씩이나 깎지 못하였으니 거지 행색이 따로 없었다. 그러던 어느 날 마을 사람들이 술렁거리고 옆집에서는 고기반찬에 진수성찬을 차려 놓고 와서 먹으라 한다. 유엔군이 들어온 것이다. 살아남았다는 사실에 모두들 기뻐하며 안도의 한숨을 내쉰다. 신작로를 따라 먼지를 잔뜩 뒤집어쓴 지프차가 줄을 지어서 지나갔다. 사람들은 태극기와 유엔

기를 들고 환영에 나선다. 거기 있던 나도 미군이 던져 준 '쵸꼬레뜨'와 커피 팩을 받았는데 나중에 집에 와서 커피를 마셔 보니 하도 써서 그대로 다 버렸다. 수상한 젊은이가 북으로 걸어가며 태극기를 흔들다가 잡히기도 했는데 북측 패잔병이라고 했다. 그에게도 먹을 것을 챙겨 주면서 데려가는 것을 보고 미국 사람들은 신사라고 느꼈다.

그렇게 전쟁 중에 아홉 식구가 모두 기적적으로 살아남았다.


이제 사기정골도 많이 변했다. 서당이 있던 자리에 불도저가 들어와 산비탈을 메우고 영상대학이 들어섰다. 초가집들이 모두 헐리고 이층집, 삼층집들이 들어섰고 학생들이 동네에서 하숙이나 자취를 한다. 한국 전쟁 당시에 살던 사람들은 이제 거의 떠나고 없다.

동생과 세수하고 미역 감으며 놀던 개천은 아직 있으나 여기저기 막아서 양어장으로 쓰고 있다. 한 가지 옛 모습 그대로인 것은 길가에 사시사철 푸르게 서 있는 소나무 한 그루다.

행정 수도가 연기군으로 옮겨 오면 이곳은 더욱더 많이 발전하리라. 산 너머 동쪽에 자리 잡은 공원묘지에 얼마 전 돌아간 누나의 무덤이 있어 고국을 방문할 때면 반드시 여기에 은다. 지난 반세기 동안의 이 고장의 변화를 보면 우리나라의 역사를 보는 것 같다.

전쟁은 내 어린 시절에 큰 상처를 남겼지만, 사기정골은 그래도 가끔 돌아보고 싶은 추억의 한 조각으로 남아 있다.

공주군 장기면 금암리 사기정골

~

# 금강산 일만 이천 봉

❧

푸른 동해 바다를 끼고 북쪽으로 달렸다. 강릉, 주문진, 양양, 속초를 거처 화진포에 도달하면 김일성, 이기붕, 이승만이 소유했던 별장들을 볼 수 있다. 새로 지은 전시관 같은 김일성 별장의 계단을 올라가면 한국 전쟁 직전의 남북 군사력을 비교한 설명문과 당시 북측 장교들이 입었던 옷이 걸려 있다. 여기서 내려와 건너편 평편한 호숫가에 가면 해방 전 외국 선교사가 살던 작은 집을 사용한 이기붕의 별장이 있다. 자유당 정권 시절 독재의 원흉으로 지탄을 받다가 아들 이강석에 의해 생을 마감한 그들 가족이 한때 쓰던 가구들과 자그마한 침대의 초라한 모습이 세월이 흐른 지금 보니 그렇게 서글플 수 없다.

북으로 달리던 버스는 단숨에 남쪽의 마지막 호텔인 금강산 콘도에 도착했고, 유니폼을 입고 모자를 쓴 '문보라' 라는 이름의, 목이 몹시 쉰 안내원이 우리가 탄 버스에 올라탔다. 바다를 따라 북쪽으로 10분쯤 더 달리면 실향민들이 고향을 그리는 마음을 달래기 위해 찾아오는 통일 전망대가 있다.

몇 해 전, 85세에 돌아가신 장모님을 생전에 여기까지 모신 일이 있다. 이곳에서는 맑은 날이면 전망대에서 북쪽 땅을 바라다볼 수 있다. 바다 건너 함흥이 고향이신 장모님은 이곳에 서서 북녘 땅을 향하여 울부짖으셨다. 고향에 두고 나온 당신의 어머님을 생각하시며.

"어머니-, 어-머-니-, 엄마-."

결국은 그렇게 그리던 어머니를 못 보고 세상을 떠나가셨다. 그리고 이것은 어느 한 가족만의 이야기가 아니라 민족 모두의 비극임을 우리는 잘 알고 있다.


지금 우리는 북측 영역에 속한 고성군 금강산을 관광하러 왔다. 서른일곱 명의 우리 그룹은 모두 미국에 사는 서울대학교 동창과 그 부인들이다. 서울대학교 개교 60주년 기념행사에 참가차 서울에 왔다가 그 행사의 일환으로 희망자에 한해 금강산 관광을 하게 된 것이다. 대부분 북녘 땅이 고향이며, 더 늙기 전에 조금이라도 고향에 가까운 이북 땅을 밟아 보고 싶어 하는 사람들이다. 화진포를 지나자니, 의예과 시절 설악산 등반을 하러 왔다가 들렀던 일이 생각난다. 아름다운 파도가 하얀 거품을 일으키며 몰려오는 해변에 이제는 끝도 보이지 않는 보기 싫은 철조망이 쳐져 있다.

버스는 북쪽으로 10여 분을 더 달려 휴전선 이남의 마지막 남측 사무소에 도착했다. 여권에 '고성금강'이라는 도장이 찍히고, 남쪽과 북쪽 사람들이 섞여서 왕래하는 모습을 보며 북한 땅에 들어가자니 은근히 긴장되며 불안감마저 감돈다. 이제부터는 말과 행동을 조심해야겠다는 생각이 든다. 이곳을 통과해 북으로 달리는 서른세 대의 버스 운전기사와 안내양들은 대부분 현대 금강산 관광의 직원들인데도 이상하게 북한 사투리를 쓴다. 나중에 알고 보니 중국 연변 출신들이란다.

"우리들은 연변에서 왔음다." 하면서 웃음 짓는 기사는 이렇게 일하다가 후일 봉급을 많이 주는 서울로 가는 것이 목표란다.

"나는 금강산에 안 갑니다. 한 사람당 100달러씩 이북 정부에 바치면 그들의 정권만 연장시키는 셈이지요."라며 다녀온 사람들을 비방하는 사람들이 있다. 심지어 한국전에 참전한 미군 출신 친구들 중에도 가지 말라고 하는 사람들이 있었다. 그런가 하면 "그래도 자꾸 사람들을 만나고 이북 주민들을 접촉해서 한 민족으로서 정을 나누고 남쪽 사람들, 즉 자유세계 사람들이 사는 모습을 알게 모르게 보여 주는 것이 좋은 것 아닙니까. 가서 사람들도 만나고, 좋다는 경치도 보고, 고향 땅 가까운 곳에서 죽기 전에 평생 품고 있던 향수라도 달래 볼 생각입니다."라고 말하는 부류의 사람들도 있다. 그러니까 우리 일행은 모두 후자에 속하는 행동파들이다.

가이드 문보라 양이 세심한 주의 사항을 전달한다. 그리고 충전기와 망원경, 큰 카메라는 모두 거둬간다. 우리는 본인의 사진이 붙은 북쪽 입산 카드를 받았다. 이제부터는 다시 나올 때까지 이것을 항상 목에 걸고 다녀야 한다. 유대인들이 나치 수용소에 들어가기 전의 모습이 생각나 기분이 나빴다. 거기에 적힌 나의 번호는 00924, 아내의 번호는 00925, 줄도 이 순서대로 서야 한다. 게다가 버스 안에서는 절대로 사진을 찍으면 안 된단다. 필요 이상의 속박이다. '이거 괜히 온 거 아니야?' 하는 생각과 함께, '이러다가 영영 돌아가지 못하고 잡혀 있게 되는 것은 아닐까?' 하는 공포심마저 들었다.

우리가 탄 버스는 몇 분 만에 미군과 대한민국 헌병이 지키는 경계선을 지나, 이중 삼중으로 굳게 쳐진 양쪽 철조망 사이 도로를 통과해 북으로 달렸다. 불과 5분 정도 더 달렸을까, 드디어 북측 초소에 도달했다. 창밖으로 내다보니 얼굴이 새까맣게 타고 몸이 마른 북측 병사들이 날카로운 눈초리로 우리의 차량을 주시한다. 낯선 경치, 생소한 장소, 이제는 멀어져 간 사람들이 사는 광……. 무대가 확 바뀌고 연극의 제2막이 시작되었다. 모두들 긴장된 분위기 속에서 유치원생들처럼 줄을 섰다.


입산 수속을 위해 들른 사무소의 입구가 장사진을 이룬다. 남쪽에서 서른세 대의 버스로 1,500여 명이 들어오고, 관광을 마친 비슷한 숫자의 사람들이 남쪽으로 나가기 때문이다. 사흘간의 관광을 마치고 가는 사람들이 부럽기도 하다. 그들은 무엇을 보고 가는 것일까, 궁금하다.

주위를 살피니, 그리 멀지 않은 곳에 동쪽 해변의 돌산들이 보인다. 크고 작은 차돌로 뒤덮여 있고 맨들거리는 모습이 하나의 조각품 같다. 육지와 산, 파랗게 빛나는 바다……. 그렇다. 이것이 우리가 그토록 보고 싶어 했던 명산 금강산의 입구였다.

그들이 말하는 소위 '미 제국주의의 나라'에서 나타난 우리 일행을 그들은 다른 방문객과 구별하여 따로 줄을 세우고 컴퓨터 자료의 인적 사항과 대조하며 한 명 한 명 세밀히 검열한다. 그리고 짐은 모두 엑스선 투시기를 거쳐 하나씩 통과시켰다. 이처럼 많은 숫자의 미국 방문객이 온 것은 처음 있는 일이라고 한다.

나도 니콘 디지털 카메라와 신분증 카드를 목에 걸고 입산 수속을 받았다. 내 차례가 되자 군복을 입은 북한 군인 앞에 섰다. 이렇게 가까이서 북측 병사를 본 것이 55년 만이다. 그 군인은 날카로운 눈초리로 나의 인적 사항을 스크린에서 세심히 살펴보더니 나를 쳐다보면서 "아! 윤석 병원장이십니까?" 한다. 앞사람에겐 "이기택 박사십니까? 두 번째 오시는군요." 운운 하더니…….

무사히 통과하여 앞으로 가고 있는데 뒤에서 다시 부른다.

"서윤석 동무!"

섬뜩해하면서 돌아가니 남편인 나에 관해 아내가 대답한 내용이 내 기록과 맞지 않다는 것이다. 아내는 내가 은퇴를 했다는데 어째서 직업란에 윤석 병원 원장으로 되어 있느냐는 얘기였다. 나는 그의 의문을 풀기 위하여 미국의 병원 제도를 설명하기 시작했다. 그러나 생각만큼 쉬운 일이 아니었다. 이해가 안 되는지 그가 계속 따졌다. 나는 어쩔 수 없이 튀어나오는 영어 단어와 우리말을 섞어 가면서 성의껏 설명을 계속했고 결국은 그의 이해를 얻어 냈다. 하긴, 그는 공산주의 국가, 폐쇄된 사회에 사는 군인이다. 어떻게 쉽사리 이해할 수 있겠는가! 나는, 만일 우리 민족이 다시 통일 국가를 이루려면 언어와 사고방식의 큰 격차를 극복해야 하고, 그러자면 사람들의 정신적, 문화적 교류가 선행되어야 할 것이라고 생각했다.

어려운 입산 수속을 마치고 버스가 다시 북으로 달리기 시작하면서 새로 전개되는 도로변의 광경을 내다보았다. 찻길을 따라 철로도 보이고, 같은 모양의 작은 회색 단층 기와집들이 여기저기 보인다. 자전거를 타고 가는 사람들, 지붕을 고치는 사람들도 보인다. 그러나 시야를 가리기 위해 높이 쌓은 도로변의 장벽 너머로 언뜻 보이는 그들의 살림살이는 무척이나 빈곤해 보인다. 40여 년 전의 남한 모습 같다. 마을 입구에 정복(正服)을 입고 부동자세로 서 있는 병사의 모습이 인상적이다. 마치 연극 무대에 나오는 배우들 같다.

어느덧 버스가 온정리에 위치한 금강산 호텔에 도착했다. 문 앞의 경비원들이나 안내원들이 줄지어 우리를 반갑게 맞는다. 안으로 들어가니 조선옷을 예쁘게 차려입은 젊은 여인들이 카운터에서 따뜻한 웃음을 준다. 아리따운 눈매가 참으로 곱다. 남한의 배우들처럼 모두들 쌍꺼풀 수술을 했고 립스틱을 짙게 발랐다. 화장품 냄새가 진하다.

그러나 가장 좋다는 이 호텔에서도 전력이 너무 약해서 방이 어두워 책을 읽을 수가 없다. 비치된 비상용 손전등을 비추어야 비로소 볼 수 있다. TV는 LG(엘지) 제품으로, 남한의 주요 방송과 미국의 CNN이 나오는데 한글 자막은 지워져 있다. 북한 종업원이 볼까 봐서 그렇게 한 것이리라.

이렇게 서울을 떠나 이곳에 도착하는 데 꼭 하루가 소모된 셈이다. 피곤하고 스트레스가 심한 하루였다. 북쪽으로 들어올 때 어떤 사람이 버스 안에서 사진을 찍었다는 이유로 잡혀 갔다고 한다. 그러나 자세한 내용은 잘 모른다. 그가 사진을 찍었다는 사실을 어떻게 알았을까? 정말 사진을 찍었기 때문에 잡혀 간 것일까? "혹시 원래 북한과 교류가 있는 사람인데 불러내기 위해 그런 핑계를 댄 것은 아닐까." 하고 쑤군거리는 사람들도 있었다. 다시 풀려나온 그는 너무도 담담하기만 하다. 무슨 사연이었을까? 알 도리가 없다. 누가 내 편인지 모르니 그저 함구할 뿐이다. 해방 후 혼란기에 친한 친구를 만나면 이 사람이 어느 편일까 저울질해 보던 시대와 다름없다. 이 일이 있은 후에는 서로 조금씩 경계하는 마음을 갖게 되었다.

다음날 새벽, 깊은 잠에서 깨어났다. 뷔페로 잘 차려진 아침을 먹고 구내버스를 탔다. 공기가 맑아 긴 숨을 마음껏 들이쉬어도 숨 끝이 계속 열린다. 서편으로 가까이 바라다보이는 영산은 어제의 피곤함을 잊게 했다. 그렇다. 나는 여기에 왔다. 그렇게도 아름답다는 산, 평생 보고 싶었던 금강산 앞에 서 있다. 동쪽에서 해가 떠오르며 산모롱이에 떠 있는 하얀 구름을 비출 때, 그 산 허리를 넘나드는 자유로운 새 한 마리를 보았을 때, 나는 기쁨을 느꼈다. 환희와 전율, 그리고 안타까움, 슬픔, 번뇌, 공포……, 이 모든 감정이 한꺼번에 교차했다. 더불어 산모퉁이에서 새어 나오는 우렁찬 군가 소리가 나를 슬프게 했다.

우리는 각자 옥류관의 평양냉면을 점심으로 예약하고 등산길에
올랐다. 구룡폭포와 상팔담까지는 왕복 세 시간 반 내지 네 시간의
거리. 한창 불타오르는 단풍과 맑은 물소리, 계곡을 따라 흩어져 있
는 크고 작은 예쁜 바위들……. 기기묘묘한 형상을 가진 절벽들이
어떤 것은 시루떡 같고 어떤 것은 부처님 같으며 어떤 것은 토끼나
사자 같다. 작은 폭포가 떨어지는 연못엔 선녀들의 웃음소리가 들리
는 듯하다. 바위틈에 홀로 선 소나무, 그 아래의 수천 길 절벽, 단풍
은 산등성이를 타고 불타듯 흐르고! 가히 절경의 극치다. 설악산 비
선대에서 본 대형 식당도 없고, 그곳에서 흘러나오는 불고기 냄새도
없다. 무공해 자연 그대로 잘 보존되어 있다. 다만 한 가지, 김일성
의 이름 석 자와 그의 교시가 바위에 2미터 깊이로 뻘겋게 새겨져
있는 것이 옥에 티랄까.

저녁 식사 후 호텔 이 층 포장마차에서 송이버섯을 안주 삼아 평
양 산 맥주와 찹쌀막걸리를 마셨다. 조그마한 갱반에 담긴 빈대떡도
맛이 있었다. 가격이 모두 합해 18달러인데 팁이라고 2달러 더 주었
더니 받지 않는다. 정가제라는 말과 함께 "여행 중 필요하실 터이니
두고 쓰시라요!" 한다. 왼쪽 가슴에 단 김일성 배지가 눈에 띄었다.
조그만 디지털 카메라를 건네며 사진을 찍어 달라고 하니까 찍고 나
서 사진을 보며 신기해한다. 그들의 미소는 따뜻했다. 특별히 교육
을 받은 아가씨들일까? 아마도 그렇겠지. '이 모든 사람들에게도 사
랑과 평화가 깃들게 하소서……', 나는 이렇게 기도했다.

만물상, 끝도 없이 늘어선 일만 이천 봉, 조용한 호숫가 삼일포, 그리고 해금강……. 그 산과 바다들이 눈앞에 펼쳐져 있다. 산신령이 바둑을 두고 갔다는 바위 위로 올라갔다. 젊은 남녀 경호원들이 말을 건다. 그들의 왼쪽 가슴에 붙어 있는 배지를 손가락으로 가리키며 "이 사람이 김일성이오?" 했더니 "손가락질하지 마시라요!" 하면서 성난 얼굴을 한다. 그들은 모두들 똑같은 소리를 했다. 강한 나라인 미국이 약한 나라를 친다고. 철저히 교육을 받은 것이리라. 미모의 선전원들이 늘 곳곳에서 우리를 안내하는 동시에 감시했다. 웃는 여성의 입가에 보이는 덧니가 인상적이다. 우리가 언젠가는 잘 화합해야 할 텐데…….

옥류관의 물냉면은 별미였다. 서울이나 미국에서 먹던 냉면보다 순수한 맛이 난다. 조그마한 접시에 담긴 배추김치는 짜거나 시지 않아서 좋았고, 빈대떡도 맛이 좋았다. 그리고 함께 마신 모밀차는 마시고 난 뒤끝이 맑았다.

나는 곡예단이나 인민배우가 하는 공연은 보지 않았다. 등산길에 진열된, 인민화가(장관급)가 그렸다는 그림도 보기는 했으나 사지는 않았다. 마음이 내키지 않아 온천도 하지 않았다. 다만 봉지로 파는 길쭉하고 조그만 땅콩은 아주 별미였고 개성 고려 인삼주는 내가 태어난 개성의 옛 기억을 더듬게 했다. 아, 가 보고 싶은 만월대, 거기에 묻어 놓은 어릴 때 뛰놀던 추억들, 내가 살던 기와집 동네들! 거기 살던 사람들은 다 어디로 갔을까…….

～

　마지막 날 아침, 금강산 호텔 문 앞에 나와서 금강산을 배경으로 사진을 찍으려고 하니 경비원이 감나무를 넣어 찍으라고 하기에 빠알간 감 열매를 넣어서 찍었다.

　이틀을 종일 등산으로 보내고 나니 몸은 단련되고 마음은 한결 편해졌다. 오늘은 아침결에 해금강 쪽 삼일포를 보고 오후엔 남쪽으로 되돌아가는 날이다. 디지털 카메라의 배터리도 다 떨어지고 필름 사진기도 필름이 바닥났다. 이제는 밝은 전등불 밑어서 내 생각을 마음대로 말해도 되는, 그런 곳으로 무사히 돌아가고 싶다. 이곳에 올 때와는 반대의 과정을 거쳐 돌아가게 되리라. 가름다운 명산의 황홀한 경치에 빠져서 보낸 사흘이었지만, 여기에드 정치가 개입되어 마음을 아프게 한다.

　2박 3일의 여정을 마치는 내 마음을 짧은 글로 표현해 본다.


금강산 언저리 흰 구름에 아침 햇살 찬란히 비치네

지뢰밭 넘어, 차디찬 철책 건너 이 산허리에도

사람들은 살고 있었네

비질하는 소리 , 구슬픈 군가 소리, 사람 부르는 소리……


배고픈 아이들아 사랑스러운 사람들아

반쪽 달빛이 땅거미를 지울 때 남몰래 던진 너희 미스를 나는 보았다

새날이 밝아 오면 단풍 짙은 저 계곡에서 우리 함께 물길을 트자

훨훨 나는 저 자유로운 새야

우리는 아노니

나와 너의 고향, 두고 온 친구들, 동구 밖 과수원

언젠가는 우리 모두 자유로워지리라. 자유로워지리라


2005년 10월 13일 고성 금강산에서

# 백담사와 속초행

아침나절에 번잡한 출근 시간을 피하여 용인 수지 마을을 떠났다. 서울 변두리를 돌아서 강동구 천호동에서 한 사람 더 합류하여 두 패로 나뉘었다. 우린 동북쪽으로 방향을 잡아 팔당호를 오른쪽으로 끼고 44번 길로 들어섰다.

길눈은 서투르지만 한국에 오기 전에 여행사를 통해 국제 운전면허증을 준비했고, 한국 내 보험 회사에 3달러(3,000원)를 내고 추가 운전자로 등록해 3일간 줄곧 내가 차를 몰았다. 다들 우리 부부보다 연장자들이어서 젊은(?) 사람이 운전을 하기로 한 것이다.

요즈음 서울은 갈수록 기온이 올라가는 것 같다. 윤달이 끼어서인지 아니면 지구 온난화 때문인지, 10월 중순인데도 예상했던 것보다 기온이 높아 미국에서 준비해 온 가을옷들을 하나도 못 입고 지냈는데, 이제 산중으로 떠나니 점퍼와 스웨터를 입을 기회가 있으리라 기대한다.

양평을 지나 강원도 홍천 땅에 들어서니 산세가 높아지고 공기가 맑다. 인제를 앞두고 길가 휴게소에 잠시 들르니 소박한 우동 한 그

릇이 구미를 돋운다. 사용하는 수저나 그릇, 그리고 마실 물이 과연 깨끗할지 걱정스러워 잠시 망설여졌으나 곧 '이제 우리나라도 위생이 많이 좋아졌지……' 하는 생각에 안심이 되었다.

어디를 가나 공중화장실도 수세식 시설에 깨끗이 정리가 되어있고 손 씻는 곳 옆에는 바람으로 손을 말리는 기계가 붙어 있다.

인제를 거쳐 덕산, 원통을 지나니 46번 도로가 나오고 만해 마을로 가는 조그마한 갈림길이 나선다. 계곡을 끼고 달리면서 보니 벌써 길가에는 코스모스가 만발해 있고 단풍이 한창이다.

드디어 목적지인 만해 마을에 다다랐다. 스피커를 통해 저음의 목소리가 은은하게 흘러나온다. 무슨 소린가 귀를 기울이니 한용운 시인의 〈님의 침묵〉이다.

'님은 갔습니다. 아아, 사랑하는 나의 님은 갔습니다. 푸른 산빛을 깨치고 단풍나무 숲을 향하여 난 작은 길을 걸어서 차마 떨치고 갔습니다. ……'

공기는 맑고 하늘은 높다. 계곡에서 흐르는 물소리가 밤새도록 정답게 들리고 수학여행을 온 학생들의 재잘대는 목소리에 우리마저 들뜬다. 만해 마을은 백담사 방문객들이 하루 이틀 묵어가기 좋은 곳이다. 규모는 꽤 크지만 조용하고, 내설악의 울창한 삼림으로 둘러싸여 있는 가운데 절과 숙박 시설, 만해 기념관 등이 있다. 스님들이 운영하는 곳이어서인지 안내자들도 친절하고 깊이가 있다. 한용운 시인은 애국을 노래하고 끝까지 지조를 지키다가 해방되기 1년 전에 작고한, 3·1운동 때의 민족 대표 33인 중 한 사람이다. 기념관에는 그의 산문과 시 등 많은 작품이 진열되어 있다. 의지가 굳었던 한국인으로 인도의 간디와도 같은 느낌을 준다. 그래서인지 이곳 분위기도 그를 닮아 품위가 있다.

짐을 풀고 백담사 방문에 나섰다. 산 아래 주차장에서 백담사로 올라가는 버스를 탔다. 먼지를 내며 좁은 비탈길을 구불구불 달리는데, 바깥을 내다보니 발아래 낭떠러지가 오금을 저리게 한다. 차가 지나가면 길을 가던 사람들은 몸을 바위벽에 붙이고 한쪽으로 비켜서야 한다. 또, 가고 오는 버스 두 대가 마주치면 한 대는 낭떠러지 가까이 서서 기다리는데 한 치의 여유도 없다. 위험하고 아슬아슬하다.

굽이굽이 올라온 백담사는 큰 계곡 가에 자리 잡은 수백 년 된 사찰이다. 한때는 한용운 스님이 기거하던 곳. 그 별당 한구석에는 한때 큰 권력자였던 사람이 은신하던 초라한 방이 보존되어 있다. 그를 증오하는 사람들과 아울러 간혹 그를 용서하자는 자비로운 사람들의 발걸음이 오고 간다.


백담사에 와서 등산로로 향하는 사람은 그다지 많지 않고 대부분은 우리처럼 절을 둘러본 뒤 다시 버스를 타고 마을로 내려간다. 우리는 마을에서 황태 요리를 곁들인 식사를 하고 조용한 숙소로 되돌아왔다. 그리고 근처 시냇가를 거닐었다. 공해로 뒤덮인 도시에서 빠져나와 이렇게 자연을 벗 삼으니 날아갈 것 같다.


다음날 새벽. 차가운 아침 공기가 뺨을 스친다. 한 무리의 학생들이 모두 어디론가 떠나가니 만해 마을은 조용해졌다. 짐을 트렁크에 싣고 출발해 산길을 잠시 돌아드니 새로 개통한 미시령이 나온다. 옛길은 참으로 위험한데, 이 터널로 가니 고속도로나 다름없다. 양옆으로는 인도가 나 있고 환기 장치도 너무나 잘되어 있는 이 좋은 길에 아직은 차가 많지 않다. 개통한 지 얼마 안 되었기 때문일 것이다. 터널을 지나자 갑자기 경치가 탁 트이며 동해 바다가 눈앞에 다가온다. 오른쪽으로는 울창한 소나무 숲과 함께 울산바위가 눈앞에 펼쳐지고. 길은 동쪽 끝 속초 시내로 이어지고 10분쯤 더 달리니 어시장이다.

새벽 어시장에는 가자미, 오징어, 도루묵, 명태, 대구, 전복, 연어, 그리고 시뻘겋고 커다란 산 낙지 등이 싱싱한 자태로 누워 있다. "이 광어, 회 좀 떠 주세요." 하니까 대뜸 나무 방망이로 살아 있는 물고기의 머리를 사정없이 내려친다. 고기는 경련을 일으키며 죽는다. '아니! 이거 너무 잔인한 것 아닌가?' 어시장에 마련된 간이식당에서는 산 오징어가 새빨갛게 달아오른 석쇠 위에서 아픈 몸짓으로 살을 태우며 죽어 가고 있다. 나무 관세음보살…….

이곳에는 거친 바닷바람에 얼굴을 씻겨 가며 생선을 다듬고 팔아 반세기 넘게 피난 생활을 이어 가는 함경도 아바이 아마이들의 마을이 있다. 북으로 북으로 동해 바다를 따라 고향을 그리는 그들의 한 맺힌 기다림이 있다. 이 작은 반도의 나라가 256킬로미터 허리가 잘리고, 지금도 북쪽에는 굶주림 속에 힘들게 살아가는 사람들이 있다. 동남아시아 각 나라들이 고도의 경제성장을 이룩해 가는 이 마당에 이제 한반도에도 완전한 평화가 정착도면 얼마나 좋겠는가!
우리 모두는 하나인데……. 땅도 하늘도 태양도 모두 하나가 아닌
가. 너도나도 모두 이 우주 속에서 그저 작은 한 점으로 생겨나 바닷
가 바위틈에 매달린 한 가닥 해초처럼 잠시 살다가 스러져 가는 존
재일 뿐인 것을. 짧은 인생 무얼 그리도 아옹다옹할 것이 있으랴. 세
계 평화를 위하여 모두 기도하자.


　고국 땅에서 짧다면 짧은 이 주일을 보내고 우리는 다시 지구를 반
바퀴 돌아 이곳 미국으로 돌아왔다. 한순간에 지나간 인천, 수원, 용
인, 여주, 홍천, 인제, 원통, 백담사, 속초……. 동해 바다의 그 은은
하고 짭조름한 냄새가 아직도 내 후각에는 한 조각 기억으로 새겨져
있고, 새벽 고기잡이배들의 고동 소리가 내 가슴속에 깊이 남아 울
린다.
　'오늘 새벽에 들어온 거래요. 싱싱한 거래요. 이리 와 보시래요.
세 마리에 만원이래요. 명란젓이 방금 나온 거래요…….'
　소주 한 모금에 황태찜 한 토막, 그 정과 맛이 촉촉이 젖은 내 혀
끝에 아직도 감돈다.

# 의료인이 되는 길

의료인이라는 직업은 우리 생활과 밀접하게 관련된 여러 직종 중에서도 가장 중요한 일을 맡아서 한다고 할 수 있다. 즉, 생명이 태어나서 사망할 때까지 고통과 즐거움을 같이 나누는 사람들이다.

좀 더 자세히 분류하자면, 의사, 치과 의사, 약사, 한의사, 간호사, 물리 치료사, 언어·청력 치료사, 검안사, 마취사, 방사선 기사, 임상 검사관, 의료 행정가 등이 의료인에 속한다고 하겠다. 그 외 각 분야마다 보조사들이 있고, 제약 회사 종사자, 정밀한 의료 기구를 다루는 엔지니어나 보청기 또는 재활 장비를 연구하고 발전시키는 사람들도 큰 의미의 의료인에 속한다고 할 수 있다.

분야에 따라 교육 과정이 다르고 특징이 있으나 모두가 의료인으로서의 사명감과 자부심을 가지고 있다.


필자는 이 책을 마치면서 마지막으로 현재 미국에서는 어떠한 과정을 거쳐 의사가 되는지 이야기해 보려고 한다. 그 이유는 우리나라도 점차 거의 비슷한 교육 과정으로 옮아가고 있기 때문이다. 그리고 그렇게 되어 가는 것이 자연적인 현상이라고 본다. 왜냐하면 의사가 되기 위해 공부해야 할 내용이 점차 늘어나 예전보다 교육 과정에 더욱 긴 시간이 요구되고, 인격적으로도 성숙된 훌륭한 의사를 양성하는 것이 궁극적으로 옳은 일이기 때문이다. 머리가 좋아서 교육 내용을 아무리 잘 기억한다고 해도 성숙한 인격을 갖추지 못한 사람은 훌륭한 의사가 될 수 없다.

일제 강점기로 거슬러 올라가면 당시에는 3~4년 과정의 의학 전문학교를 나오고도 의사가 되었다. 당시에도 3년제 예과와 4년제 학부를 합해 모두 7년이 걸려 의사가 되는 경성제국대학 의학부도 있었다. 이들이 해방 후 모두 통합되어 6년(예과 2년, 본과 4년) 과정이 되었다. 현재 대부분의 아시아 국가에서 의과 대학은 6년제다.

그러나 미국의 경우는 다르다. 의사가 되는 데 최소한 8년이 걸린다. 즉 대학 4년을 마치고 난 후에 다시 의과 대학에서 4년을 더 공부하는 제도인데, 바로 이 제도가 우리나라에서도 시작되었고 향후 점차 이 방향으로 변화되어 갈 것으로 생각한다. 치과의 경우도 마찬가지다.

의과 대학을 지망하는 학생들은 학부에서 다양한 전공을 한다. 화학, 물리학, 생물학 같은 자연 과학일 수도 있지만 철학, 역사학, 음악, 문학 같은 인문 계통일 수도 있다. 다만 의과 대학에 지원하려면 자연 과학 필수 과목을 이수하고 좋은 GPA(Grade Point Average 평균 성적)를 얻어야 한다. 아무리 좋은 대학을 나왔다 하더라도 GPA가

3.5 이상은 되어야 하고, MCAT(Medical College Admission Test 의과 대학 입학 자격시험)라는 시험을 친 후 원서를 제출할 수 있다. MCAT 의 점수는 30점 이상이면 되는데, 문제는 이 두 가지 점수가 좋다고 해서 입학이 보장되는 것은 아니라는 점이다. 1차 원서와 2차 원서 에서 요구하는 논술(에세이) 능력과 추천서가 대단히 중요하고, 대학 시절 혹은 그 후의 과외 활동이나 직업 활동에서 보여 준 실적도 중 요하다. 어려운 사람들을 위해 봉사 활동을 한 경력이 있다든지, 병 원에서 실제로 근무한 경험이 있으면 여기서 좀 더 돋보일 것이다.

원서가 입학 사정 위원회를 통과하면 추가 인터뷰(면접)를 하게 되 는데, 이때는 자신의 일정에 맞추어 시간을 정하고 인터뷰에 응하면 된다. 인터뷰는 다른 지원자들과 함께 여러 면접관을 거치며 장시간 진행되는 경우가 대부분이다. 이때 지원자들은 자신이 의사가 되려 는 이유를 설명하게 된다. 면접관들은 이 과정에서 알게 모르게 지 원자의 건강과 사고방식, 사회성 등을 채점한다.

'왜 의사가 되려고 하는가?', '다른 사람을 돕는 직업이 의사만은 아닌데 왜 하필 의과 대학을 택했는가?', '앞으로 긴 세월을 공부에 시달릴 것이며, 그러고 나서도 보수가 좋다는 보장이 없는데, 그래 도 의사가 되기를 원하는가?' 이런 질문에 아주 합당한 대답을 할 수 있으면 좋다. 물론, 지원자가 가슴에서 우러나오는 생명에 대한 존경심과, 다른 사람을 돕고자 하는 슈바이처 박사와 같은 마음을 가졌다면 면접관들이 알아차릴 것이다.

의사가 된 후에도 수련의 과정을 지원할 때나, 그 후 개업의가 되는 과정에서도 항상 인터뷰가 뒤따르는데, 이것은 의사라는 것이 사람의 생명을 다루는 힘들고도 중요한 직업이어서 사회성이 요구되기 때문이다.

대학 3~4학년 때 MCAT를 보고 인터뷰하는 경우도 있지만, 졸업하고 나서, 그리고 때로는 직장 생활을 해서 학비를 모아 의과 대학에 진학하는 사람도 많다. 의과 대학은 학비가 무척 비싸다. 등록금만 해도 연간 3만 5천~4만 달러 정도니까 4년을 다니려면 생활비를 합하여 20만~25만 달러, 우리나라 돈으로 2억 원 가까이 드는 셈이다.

학비가 부족하여 정부에서 지원하는 대출을 받는 학생도 많은데, 훗날 이것을 모두 갚는 데 7~8년정도 걸리는 것이 보통이다.

의과 대학 2년이 끝나면 스텝 1의 면허 시험을 보고 3년이 끝나면 스텝 2-1, 그 후 스텝 2-2를 통과하면 의과 대학을 졸업하게 된다. 그다음에 인턴을 1년 하고 나면 스텝 3을 통과하여 면허를 가진 의사가 된다.

의사가 되고 나면, 이제부터 수련·전문의 과정이 기다리고 있다.

현대 사회는 점차 분업화되어 가고 있다. 의료 분야도 예외가 아니어서, 앞에서 열거한 수십 가지 종류의 의료인이 있는 것은 물론이고, 의사라는 직업만 해도 다시 수십 가지의 전문 분야로 나뉜다. 이비인후과를 예로 들면, 두경부암 전문의, 내시경 전문의, 축농증 비(鼻) 전문의, 귀 전문의, 성형 전문의 등 극도로 분화되어 가고 있다. 전문의 과정은 5~7년이 소요된다.

우리나라도 매년 1월이면 전문의 시험이 시행된다. 미국 역시 오랜 수련의 과정을 마치면 전문의 시험을 거쳐 의사 생활을 하는 경우가 대부분이다. 가정의라는 과목도 예전엔 인턴 정도만 마치면 할 수 있었는데, 요즈음은 3~4년의 수련 과정을 거쳐야 하는 명실상부한 전문의 중 하나다.

전문의 과정은 참으로 힘든 기간이다. 기본적인 생활비만 지급받고 생활해야 하며, 잠도 제대로 못 자고 밤낮으로 동분서주한다. 그러나 이 기간은 의술을 책으로써가 아닌 실제 경험으로 배우는 가장 중요한 기간이다. 어느 대학을 졸업했느냐보다 어디서 수련을 받았느냐가 더 중요하다. 유능한 스승 밑에서 철저히 지도를 받는 것은 귀중한 경험이고, 그 가치는 평생을 두고 간직할 수 있는 자산이다.

아무리 힘든 시간이라도 견디어 내는 것이 수련의의 의무이자 보람이다.


현실적인 문제를 한번 생각해 보자.

고등학교를 졸업한 후 쉬는 기간 없이 일반 대학과 의과 대학, 수련의 과정을 모두 끝낸다 해도 13~15년이 소요된다. 나이로 따지면 만으로 32~35세가 된다. 아마도 이때쯤이면 가정도 꾸리고 자식도 태어났을 것이다. 긴 시간, 청춘을 몽땅 의학 공부에 바친 셈이다. 사회는 이런 사람들에게 과연 어느 정도의 보상을 해야 할까? 이 금전만능주의 자본주의 사회에서 2억 가까운 빚을 언제나 다 갚을 수 있을까?

필자는 우수한 젊은 의료인 중 많은 수가 수일이 좋은 데다 밤에 응급 환자가 없는 깨끗하고 쉬운 과목만을 지원하는 마음을 이해할 수 있다.

그러나 한편, 우리가 몹시 아파서 한밤중에 병원 문을 두드릴 때, 정작 우리를 치료해 줄 의사는 누구인가? 큰 사고를 당해 생명이 위태로워도 다음날 아침까지 치료를 받을 수 없다면 어떻게 될 것인가?

흉부외과, 신경외과, 응급외과, 산부인과 등의 중요한 과목에는 점차 지원자가 줄어들고, 코를 높이고 쌍꺼풀 수술을 하고 얼굴의 점을 빼는, 수입 좋은 과목에만 지원자가 몰린다는 것은 국민 건강을 위협하는 위험한 현실이다.

의료 보험의 수가 조정, 중요 과목 의료인에 대한 보상, 의료 소송 자제 등 국가 차원의 해결책이 뒤따라야 할 것이다.

미국과 우리나라 모두 마찬가지로, 미래의 의학계를 이끌어 갈 인재들에게 희소식이 있기를 기원한다.

그러나 그런 와중에도 항상 생명을 경외하고 사람들을 사랑하며 밤낮으로 열심히 배우는 의학도들을 볼 때, 필자는 그래도 우리 의료계의 미래에 희망을 가진다.

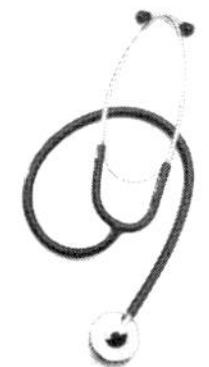